DU TRAITEMENT

DE LA PLEURÉSIE PURULENTE

CHEZ L'ENFANT

PAR

LA THORACENTÈSE ASPIRATRICE

PAR

Jules-François-Joseph FONSON,

Docteur en médecine de la Faculté de Paris,
Externe des hôpitaux de Paris.

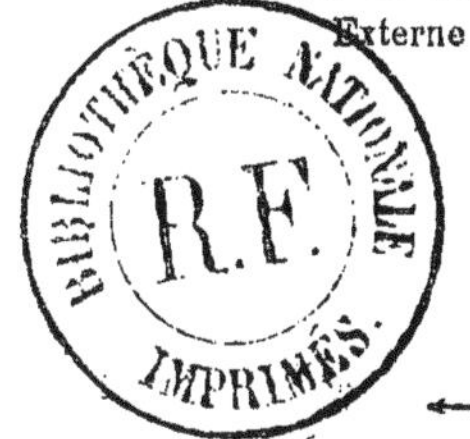

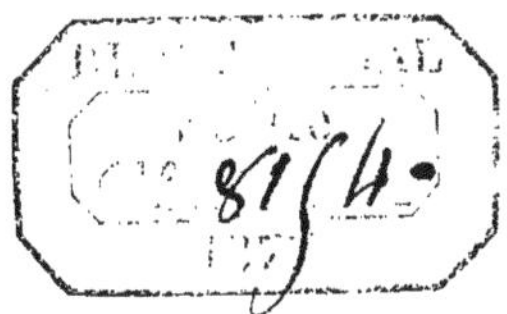

PARIS

OCTAVE DOIN, LIBRAIRE-EDITEUR

8, PLACE DE L'ODÉON.

1877.

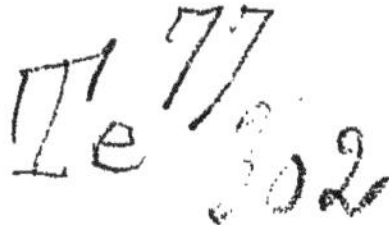

INTRODUCTION

En 1872, lors de la discussion qui eut lieu au sein de
l'Académie de médecine sur le traitement des épanchements purulents de la plèvre, M. le professeur Gosselin
faisait observer que la question n'était point encore défini-
tivement résolue, qu'elle était encore soumise à l'étude, et
que chacun devait apporter le résultat de son observation
personnelle. Nous sommes heureux de répondre à cet appel.

Un enfant, atteint de pleurésie purulente traitée et guérie
par des ponctions aspiratrices successives, ayant été observé par nous cette année dans le service de notre savant
et excellent maître, M. le docteur Cadet de Gassicourt, à
l'hôpital Sainte-Eugénie, nous avons eu l'idée de recher-
cher quelle pouvait être la valeur réelle de la thoracentèse
dans le traitement de la pleurésie purulente.

Plusieurs autres cas de guérison, non encore publiés,
nous ayant été communiqués ; d'autres enfin, épars dans la
science, ayant été recueillis par nous, nous avons réuni
toutes ces observations, nous les avons étudiées, et ce sont
les résultats de cette étude que nous soumettons à l'appré-
ciation de nos juges.

Disons de suite que toutes les observations que nous
signalons se rapportent à des enfants dont le plus âgé n'a
que dix ans. C'est là une particularité importante, et qui
nous permettra d'établir, au point de vue des résultats de
ce traitement, une différence capitale entre l'enfant et
l'adulte.

Fonson.   1

Le fait qu'il nous a été permis d'observer, et dont la courbe thermique a été suivie régulièrement depuis l'entrée du malade à l'hôpital jusqu'au jour de sa guérison, nous a montré aussi que la thermométrie clinique pouvait avoir une utilité réelle comme indication de l'intervention chirurgicale dans la pleurésie purulente. Ce ne sera pas là, nous l'espérons, le point le moins intéressant de notre travail.

Le plan que nous suivrons dans l'exposé de cette étude sera le suivant :

Dans un *premier chapitre*, nous chercherons à prouver par l'exposé des faits que les épanchements pleurétiques purulents exceptionnellement curables chez l'adulte par des ponctions simples, guérissent, au contraire, fréquemment chez l'enfant par cette même opération, et nous exposerons quelles sont, selon nous, les raisons de cette heureuse terminaison chez l'enfant.

Dans un *second chapitre*, nous étudierons :

1° Le choix d'un procédé opératoire;

2° Quelques particularités de la thoracentèse aspiratrice;

3° Les indications et les contre-indications de cette opération.

Qu'il nous soit permis de donner ici à MM. les docteurs Cadet de Gassicourt, Bergeron, Bouchut un témoignage public de notre reconnaissance pour les excellents conseils qu'ils nous ont donnés dans l'exécution de ce travail, et pour les observations qu'ils ont bien voulu nous communiquer. Nous remercions aussi MM. les docteurs Martin et Drouin, de Tonnerre, du fait intéressant qu'ils nous ont fait parvenir par l'intermédiaire de notre ami et notre ancien interne, M. le docteur Guyard.

DU TRAITEMENT

DE LA

PLEURÉSIE PURULENTE

CHEZ LES ENFANTS

PAR LA THORACENTÈSE ASPIRATRICE

CHAPITRE I.

Depuis que Trousseau s'est fait le propagateur de la thoracentèse, tout le monde sait combien cette opération s'est vulgarisée, combien de modifications, de perfectionnements on a cherché à apporter à cette méthode opératoire. Il est peu de questions qui aient provoqué autant de travaux, autant de discussions, qui aient mis en éveil l'imagination des inventeurs plus que le traitement chirurgical de la pleurésie, et surtout de la pleurésie purulente. Mais à coup sûr le plus grand progrès réalisé dans le but d'évacuer de la plèvre les divers épanchements dont elle peut être le siége, est non pas le remplacement du trocart ordinaire par les trocarts capillaires, mais l'application du vide pneumatique ajouté à l'emploi de ceux-ci.

Cette méthode nouvelle a été l'occasion de recherches cliniques, de polémiques passionnées dont le profit pour la science et surtout pour le malade est indéniable. L'Académie de médecine, la Société médicale des hôpitaux, un grand nombre de médecins, aussi bien à l'étranger qu'en

France, ont rivalisé d'ardeur pour montrer les services que pouvait rendre l'aspiration dans le traitement des épanchements pleurétiques, pour formuler les indications et les contre-indications de cette méthode chirurgicale.

Mais l'aspiration thoracique universellement admise aujourd'hui à titre de méthode curative pour le traitement de la pleurésie aiguë avec épanchement séreux n'est guère employée dans les cas d'épanchement purulent qu'à titre de méthode exploratrice et de méthode palliative (Damaschino). La grande majorité sinon l'unanimité des auteurs est d'avis que toutes les fois que la présence du pus dans la plèvre est certaine, il faut non-seulement évacuer ce pus, mais permettre à la sécrétion purulente de s'écouler graduellement au dehors par l'établissement d'un trajet fistuleux, par l'introduction dans la cavité pleurale de tubes à drainage, et surtout par une large ouverture de la paroi thoracique faite à l'aide du bistouri.

Dans le Traité clinique des maladies aiguës des organes respiratoires, de M. le docteur Woillez, on trouve formulé d'une façon très-catégorique le précepte « de ne pas traiter les épanchements purulents par des ponctions multipliées, mais bien lorsqu'une première ponction donne écoulement à du pus phlegmoneux d'avoir recours à l'empyème proprement dit, aussitôt que le liquide se reproduit. »

Les principaux arguments mis en avant par les partisans de cette opinion sont : 1° que la résorption des épanchements purulents n'a presque *jamais* lieu spontanément. « Il ne faut pas, dit Walleix, compter sur la résorption du pus dans la pleurésie purulente ; » 2° que le pus ne peut se tarir qu'à la condition de s'écouler graduellement par une ouverture fistuleuse soit à travers le poumon perforé spontanément, soit à travers une ouverture des parois thoraciques.

Pour M. le docteur Woillez, l'établissement d'un trajet fistuleux, persistant pendant un temps plus ou moins long, est tellement indispensable à la guérison de la pleurésie purulente, qu'il conseille même « de rendre d'emblée la plaie de la première ponction fistuleuse, soit à l'aide d'une sonde à demeure simple, ou à drainage, qu'on fait pénétrer à travers la canule, soit à l'aide d'un petit trocart courbe, imaginé par lui, et qu'on laisse dans la plaie pendant vingt-quatre ou quarante-huit heures, afin d'établir une fistule pleuro-cutanée. »

Certes, tous ces faits sont bien observés, tous ces conseils sont excellents; mais, formulés d'une façon aussi exclusive, ils nous paraissent attaquables et prêter à la critique.

Est-il vrai en effet que la résorption des épanchements purulents de la plèvre n'ait jamais lieu spontanément? Nous répondrons à cela par les observations que nous publions dans cette thèse; nous signalerons aussi en passant le fait rapporté en 1851 par M. Moutard-Martin.

Il s'agissait d'un homme de quarante-deux ans, chez lequel M. Moutard-Martin avait diagnostiqué une *pleurésie gauche avec épanchement assez abondant.* — Une ponction exploratrice faite avec un trocart capillaire simple (les appareils aspirateurs n'étaient pas encore inventés) donna lieu à un écoulement de *quelques gouttes* de pus. La thoracentèse avec le trocart ordinaire muni de la baudruche eût été faite séance tenante si l'instrument que M. Moutard-Martin avait alors à sa disposition n'eût été en mauvais état. L'opération fut donc remise au lendemain; mais empêché de se rendre à l'hôpital pendant cinq jours, M. Moutard-Martin fut fort étonné à son retour de trouver son malade dans un état d'amélioration considérable. Non-seulement l'état général était meilleur, mais

l'épanchement avait notablement diminué. Il s'abstint
alors d'intervenir chirurgicalement, se contenta de nour-
rir son malade, lui donna des toniques et lui appliqua des
vésicatoires. Le malade sortit de l'hôpital bientôt après,
complétement guéri, n'ayant d'autre trace de sa pleurésie
qu'un rétrécissement très-prononcé du côté gauche de la
poitrine.

Ce fait, le seul de ce genre observé par M. Moutard-
Martin, prouve, selon lui, que la guérison spontanée et
sans fistule n'est pas impossible dans les cas de pleurésie
purulente. C'est aussi notre avis, et dans ce cas, évidemment, la ponction exploratrice n'ayant donné écoulement
qu'à quelques gouttes de pus ne peut entrer en ligne de
compte dans la guérison de ce malade. Le diagnostic porté
était celui d'un épanchement assez abondant. Or, tout le
pus a disparu, sans fistule, sans perforation pulmonaire,
il a donc été *résorbé*.

Cette observation, dont le sujet est un individu de quarante-deux ans, suffit à elle seule pour combattre l'exclu-
sivisme de certains auteurs au sujet de l'un quelconque
des procédés opératoires applicables à la pleurésie purulente.

Toutefois les recherches nombreuses que nous avons
faites nous permettent de dire que cette guérison spontanée est réellement exceptionnelle. Quant aux cas de guérison sans fistule thoracique après une ou plusieurs paracentèses, il y a une différence radicale à établir entre les
enfants et les adultes. Les conseils opératoires que nous
avons vus formulés plus haut sont de tout point applicables à l'adulte, mais à l'adulte seul, et c'est là précisé-
ment ce qui n'est indiqué nulle part d'une façon catégo-
rique.

Pour nous, l'indication du mode opératoire n'est pas

la même chez l'enfant que chez l'adolescent, l'adulte ou le vieillard. On trouve bien épars dans la science quelques exemples de guérison de pleurésie purulente après une ou plusieurs paracentèses observées chez des adultes, Aran (Bulletin de thérapeutique, 1853), Marcowitz (thèse 1864), Hamilton Roë (*the Lancet*, 1860), Attimont (thèse 1868), Gintrac (*Mém. et Bull.* de la Société des hôpitaux de Bordeaux, 1867), Woillez (Traité clinique des maladies aiguës des voies respiratoires, 1872), Manny (thèse 1867), J. Guerin (Acad. de médecine, 1872), Dieulafoy (Traité de l'aspiration), citent en effet des guérisons observées chez l'adulte à la suite de ponctions; mais dans la plupart de ces cas (à part quatre ou cinq), ce ne sont pas à des ponctions simples que l'on a eu recours, mais à des ponctions suivies d'injections médicamenteuses dans la plèvre. Or ce ne sont point là des cas comparables à ceux dont nous nous occupons. Les quatre ou cinq cas de guérison observés chez l'adulte à la suite de simples ponctions constituent un nombre de faits insuffisant pour autoriser le clinicien à compter sur la thoracentèse comme opération curative des abcès pleuraux chez des sujets autres que des enfants. Chez ceux-là, le médecin doit à notre avis recourir immédiatement à l'ouverture large de la cage thoracique ou au drainage, sans compter sur les chances si peu nombreuses que ferait courir au malade la thoracentèse.

Les faits nombreux au contraire de guérison observés chez l'enfant à la suite de ponctions simples, sans injections médicamenteuses consécutives, nous permettent d'établir non seulement que, contrairement à ce qui se passe chez l'adulte, la paracentèse peut suffire à guérir la pleurésie purulente chez l'enfant; mais que c'est à cette méthode, la plus simple, la plus dénuée de complications immédiates, la seule qui se fasse sans effusion de sang, que l'on doit donner la préférence sous la seule réserve que l'on ne sera pas en présence de quelqu'une des contre-indications que nous signalerons dans notre chapitre II.

Ces faits, disons-nous, sont nombreux. Le fait seul de la réunion des dix-neuf cas publiés ici, que nous avons accomplie en quelques mois, est une preuve de cette fréquence, et l'unanimité avec laquelle les auteurs, qui se sont spécialement occupés des maladies des enfants, s'accordent à signaler la possibilité de cette guérison ne démontre-t-elle pas que tous en ont vu des exemples, ou tout au moins ont eu connaissance de succès remportés par d'autres ?

Cette différence de nombre, bien établie, dans les succès obtenus aux divers âges, nous fait voir que dans tous les conseils donnés par les auteurs, que dans toutes les méthodes opératoires préconisées, il y avait insuffisance dans l'examen des faits, insuffisance consistant surtout en ce que dans les statistiques on confondait les résultats fournis par une même opération chez l'enfant et chez l'adulte. C'est un fait sur lequel Chassaignac insistait avec raison dans la discussion soulevée au sein de l'Académie en 1872. Il disait en effet, dans son discours sur le drainage chirurgical de la plèvre : « Il est une erreur qui doit être signalée, et contre laquelle on ne saurait trop se mettre en garde, parce qu'elle fausse le jugement de ceux qui n'ont pas une notion suffisante de ce qui se passe en chirurgie en matière d'opérations graves. Cette erreur consiste à mélanger d'une manière inconsciente les opérations faites chez les adultes avec celles qui sont pratiquées sur des enfants. »

Giraldès, dans l'introduction de ses « *leçons cliniques sur les maladies chirurgicales des enfants* », insiste sur la même erreur :

« La chirurgie de l'enfance, dit-il, présente-t-elle moins

d'importance que la pathologie médicale des enfants? A-t-elle moins besoin d'être étudiée séparément? A voir les idées acceptées par les chirurgiens on serait tenté de le croire; néanmoins, si l'on prête une attention soutenue à l'examen des phénomènes organiques que l'on observe dans le jeune âge, si l'on cherche à se rendre compte des évolutions diverses qui s'opèrent à cette phase de la vie, et si l'on analyse les différents éléments qui constituent ces phénomènes, on acquiert la conviction que la pathologie chirurgicale infantile exige une étude distincte, et l'on se tromperait fort si l'on voulait y appliquer les préceptes et les règles admises dans la chirurgie des adultes. C'est en acceptant ce point de départ que des erreurs sans nombre se sont propagées dans les livres de chirurgie. » Ces remarques trouvaient leur application dans notre sujet, c'est pourquoi nous les avons rappelées textuellement.

De même que ce serait aujourd'hui une faute scientifique de confondre dans une même statistique les résultats obtenus par la taille, par exemple, « qui donne un décès sur vingt ou vingt-cinq opérés au-dessous de 12 ans, tandis que l'on doit se considérer comme favorisé si l'on n'a qu'un mort sur cinq ou six opérés adultes » (Giraldès); de même, il serait coupable de ne point différencier au point de vue des résultats la thoracentèse et surtout la thoracentèse aspiratrice appliquée chez l'enfant de la même opération pratiquée chez l'adulte et chez le vieillard.

Avant de passer outre, nous allons placer ici les observations nombreuses que nous avons pu recueillir, et dont les huit premières sont inédites. Ce sera la meilleure base de notre travail.

Obs. Ire (personnelle). — Pleurésie droite suppurée. — Huit thoracentèses. — Guérison.

Lucien Brand, 4 ans 1/2 ; entré à l'hôpital Sainte-Eugénie, salle Saint-Joseph, n° 12 (service de M. Cadet de Gassicourt), le 27 mars 1877. Sorti le 2 juillet.

Cet enfant, bien portant d'habitude, a été vacciné à sa naissance ; à neuf mois il eut la rougeole. Il y a deux mois environ, il fut pris d'une pleurésie aiguë droite. Un vésicatoire fut appliqué, et le médecin ne revint visiter l'enfant que les six premiers jours ; puis il cessa ses visites. Le malade commença à se lever le dixième jour ; mais il n'a pas cessé d'avoir la fièvre depuis cette époque et de tousser parfois. Pour toute médication, il prend du sirop de Tolu ; il mange avec appétit ; il n'a point de diarrhée ni de vomissement.

28 mars. — La dyspnée a été intense cette nuit. Plusieurs fois on est obligé de l'asseoir.

Ce matin, face très-pâle. Respiration anxieuse et rapide, 64.

Voussure très-manifeste à droite et en avant. Effacement complet des espaces intercostaux surtout à droite. Matité absolue dans toute la hauteur. Vibrations thoraciques abolies ; respiration très-obscure en arrière. Apnée en avant. Point de souffle ni d'égophonie. Foie refoulé en bas. Le bord tranchant est à six centimètres des fausses côtes, presque jusqu'à l'ombilic. Cœur refoulé à gauche. à un centimère et demi en dehors du mamelon ; sa matité dépasse le sternum ; elle est perçue jusque sur le bord gauche du sternum. Les battements du cœur sont réguliers et fréquents. On voit au cou les battements des jugulaires. T. M. 38°,4. T. S. 38°,2.

1re *Thoracentèse.* — La ponction est faite dans le sixième espace intercostal, à un travers de doigt en dehors du mamelon. Issue de cinq cents grammes d'un *pus crémeux de bonne nature.* Plusieurs quintes de toux pendant la thoracentèse. Une fois l'instrument retiré, on constate de la sonorité sous la clavicule droite ; mais partout ailleurs, la matité persiste. Ce qui fait supposer l'existence de fausses membranes. Respiration pure partout, mais un peu faible.

Foie remonté à trois centimètres au-dessus des fausses côtes ; cœur revenu à sa place normale.

29 mars. — Grand calme. Respiration facile, régulière, environ 48. La matité persiste, absolue, en arrière et en avant dans toute

la hauteur ; et la sonorité sous-claviculaire droite qui s'était produite hier après la thoracentèse a disparu ce matin. La pointe du cœur bat dans la ligne du mamelon. Le foie est resté à la place qu'il occupait après la ponction.

A l'auscultation, la respiration s'entend dans toute la hauteur en arrière ; elle est rude, sans souffle ni égophonie. L'apnée est complète en avant. Dans la ligne maxillaire, on entend la respiration faiblement.

Évidemment, le liquide s'est en partie reproduit; mais il est probablement enkysté par des fausses membranes à la partie antérieure du poumon droit. T. M. 38°, T. S. 38°.

Traitement. — Nourriture réparatrice. Potion cordiale.

30 mars. T. M. 37°, T. S. 40°

31 mars. — Hier soir la température s'est élevée à 40°, et ce matin nous constatons la reproduction du liquide caractérisée par l'abolition des vibrations thoraciques. Apnée complète en avant dans toute la hauteur, presque complète dans les deux tiers inférieurs en arrière. Respiration un peu soufflante dans la fosse sous-épineuse.

Le cœur bat dans la ligne du mamelon, et le foie descend à cinq centimètres dans la ligne du mamelon droit.

Tannin, 50 centigrammes en potion.

T. M. 38°,2, T. S. 38°.

1er avril. — T. M. 38°, T. S. 38°,6.

2 avril. — Depuis avant-hier, le liquide a beaucoup diminué. La matité persiste, complète dans toute la hauteur en avant et en arrière. Vibrations thoraciques très-fortes dans la fosse sus-épineuse et sous la clavicule; mais abolies partout ailleurs. La respiration s'entend en arrière dans toute la hauteur, affaiblie, mais sans souffle ni égophonie.

En avant elle a un timbre un peu caverneux sous la clavicule. Apnée presque complète au-dessous. Le foie ne déborde les fausses côtes que de 3 centimètres à peine.

Appétit excellent, grand calme et bon sommeil. Toux très-peu fréquente.

T. m. = 38°,4. T. s. = 38°,6.

3 avril. T. m. = 38°,8. T. s. 38°,3.

4 avril. Les symptômes stéthoscopiques n'ont pas varié. Nouvelle ponction.

2e *Thoracentèse.* Par la ponction, issue de 380 grammes de pus. Matité moindre en arrière et en avant. Sonorité assez accusée sous la clavicule. La respiration s'entend dans toute la hauteur sans râles ni souffle. T. m. = 37°,6. T. s. = 37°,6.

5 avril. La respiration est restée pure partout, et la température s'est abaissée. T. m. = 38°,2. T. s. = 38°,4.

6 avril. La respiration s'entend partout un peu plus obscure et avec un léger souffle à la base. T. m. = 38°,2. T. s. = 37°,6.

7 avril. Même état. T. m. = 38°,2. T. s. = 39°,2.

8 avril. T. m. = 37°,6. T. s. = 39°,?.

9 avril. Depuis deux jours la respiration s'entend partout jusqu'en bas, sans souffle ni égophonie : elle est peut-être un peu plus obscure à la base et à coup sûr moindre qu'à gauche.

La matité persiste sous la clavicule où il y a une sonorité un peu exagérée : cette matité est due probablement aux fausses membranes. On continue le tannin. T. m. = 36°,8. T. s. = 39°,2.

10 avril. Depuis avant-hier ascension thermométrique le soir. Ce matin, souffle assez doux à la base droite et en dehors de l'aisselle. En avant respiration affaiblie, mais sans souffle à la base en arrière. T. m. = 39°. T. s. = 38°,4.

11 avril. T. m. = 38°,6. T. s. = 38°,8.

12 avril. Depuis deux jours, la température reste stationnaire entre 35° et 39°, mais les signes stéthoscopiques démontrent l'absence du liquide. La matité est complète dans toute la hauteur en arrière, en dehors et dans les trois quarts inférieurs en avant. Mais on entend la respiration pure, quoique rude et sans expansion vésiculaire bien nette dans aucun point.

En avant, au niveau du mamelon droit, frottements? ou râles? Diarrhée abondante. Quatre selles liquides depuis hier.

Ratanhia, 1 gr. 50. Badigeonnage à la teinture d'iode.

T. m. = 38°,2. T. s. = 37°,8.

13 avril. Laudanum, II gouttes.

T. m. = 38°. T. s. = 39°.

14 avril. T. m. = 37°. T. s. = 38°,8.

15 avril. T. m. = 36°,8. T. s. = 39°,4.

16 avril. La température est remontée. Trois jours d'oscillation. Respiration un peu soufflante à la base en avant et en arrière.

T. m. = 35°,6. T. s. = 39°,2.

17 avril. La respiration devient obscure depuis avant-hier dans la moitié inférieure de la poitrine au moins, sans souffle, mais avec une expansion pulmonaire très-entravée.

Bon appétit, pas de diarrhée.

Grandes oscillations depuis plus de 48 heures; et depuis deux jours la température du soir est au-dessus de 39°.

T. m. = 37°,8. T. s. = 38°,?.

18 avril. La respiration s'entend assez bien, et la température est moins élevée. T. m. = 38°,4. T. s. = 38°,6.

19 avril. T. m. = 38°,4. T. s. = 39°,8.

20 avril. Indigestion de gâteaux. Grande élévation de température; pas de vomissements; diarrhée abondante. Quant à la pleurésie : le liquide ne s'est pas reproduit. T. m. = 37°. T. s. = 38°,6.

21 avril. T. m. = 37°,2. T. s. = 37°,6.

22 avril. T. m. = 37°. T. s. = 38°,4.

23 avril. T. m. = 37°. T. s· = 38°,4.

24 avril. T. m. = 38°,4. T. s. = 38°,6.

25 avril. T. m. = 37°,2. T. s. = 37°.

26 avril. T. m. = 38°,2. T. s. = 38°,8.

27 avril. L'état général se maintient très-satisfaisant : et pourtant la température n'est pas revenue à la normale : oscillations larges du matin au soir, dépassant rarement 39°.

Mensuration : circonférence au niveau des mamelons, 51^{cm},50; 25^{cm} à gauche, 26^{cm},50 à droite. Voussure du thorax à droite. Le mamelon droit est un peu remonté. Matité absolue, excepté sous la clavicule droite; respiration assez bonne dans toute la hauteur en arrière, sans souffle, mais un peu obscure. Respiration exagérée sous la clavicule droite, presque nulle audessous.

Foie un peu abaissé; pointe du cœur battant immédiatement en dehors du mamelon.

Une 3e *thoracentèse* est pratiquée. Issue de 300 grammes de pus. L'opération est interrompue par suite de la sortie du sang. La matité persiste comme avant la ponction. La respiration est plus ample, surtout en avant, et la respiration exagérée sous-claviculaire a disparu; la position du foie n'a pas varié, la pointe du cœur bat sous le mamelon. T. m. = 37°,4. T. s. = 37°,2.

28 avril. Grand calme; bon appétit. Température normale hier soir; le bruit skodique a disparu sous la clavicule, ainsi que la respiration exagérée.

La matité persiste dans toute la hauteur en arrière et dans la moitié inférieure en avant. La respiration s'entend partout. La pointe du cœur est à 1 centimètre en avant du mamelon. Il est très-difficile de limiter le foie.

T. m. = 36°,8. T. s. = 37°,4.

29 avril. T. m. = 38°,4. T. s. = 37°,8.

30 avril. T. m. = 37°2. T. s. = 38°,8.

1er mai. T. m. = 36°,4. T. s. = 39°.

2 mai. La matité persiste, respiration très-légèrement souf-

flante quoique mêlée de râles dans le tiers inférieur à droite. Bruit skodique peu accusé, mais avec tonalité assez élevée sous la clavicule droite. La respiration y est exagérée. Respiration assez pure à partir de la troisième côte.

T. m. = 38°. T. s. = 38°,2.

3 mai. T. m. = 37°,4. T. s. = 37°,2.

4 mai. T. m. = 38°,8. T. s. = 39°.

5 mai. T. m. = 38°,2. T. s. = 38°,4.

6 mai. Depuis la dernière ponction, la température, d'abord abaissée durant vingt-quatre heures, s'est relevée ensuite.

T. m. = 39°,2. T. s. = 38°8.

La matité reste la même, la sonorité sous-claviculaire s'exagère, la respiration y est également extra-puérile, à la base en arrière et en avant un peu de souffle et d'égophonie.

Une 4° *thoracentèse* est pratiquée et donne issue à un peu plus de 200 grammes de pus mêlé de sang.

7 mai. — La température qui s'élevait hier matin à 39°,2, est tombée ce matin à 37°. T. S = 38°, 2.

8 mai. — Matité toujours stationnaire, respiration entendue partout, sans exagération sous la clavicule droite.

T-m = 37°,2, T — S = 38°,2.

9 mai. — T-m = 37°, T — S = 37°,2.

10 mai. — T-m = 38°,6, T-S = 37°,4.

11 mai. — T-m = 36°,8, T-S = 37°,8.

12 mai. — T-m = 37°, T-S = 37°,2.

13 mai. — La matité persiste toujours, mais la respiration est pure partout sans exagération sous la clavicule, très-légères vibrations thoraciques à la base droite en arrière. Température normale depuis le 10 au soir.

Grand calme, appétit conservé, mais diarrhée abondante, 4 selles depuis hier soir.

Sous-nitrate de bismuth, lavement ratanhia 2 grammes.

T-m = 37°, T-s = 37°,.6

14 mai. — La température s'élève le matin à 37°, le soir à 38°,6.

15 mai. T-m = 38°, T-s = 38°,4.

16 mai. La température restée normale depuis sept jours, s'est élevée depuis le 14 au soir et se trouve actuellement 38° et 39° sans grandes oscillations. — Percussion toujours identique. — Mais tout à fait à la base en arrière et en avant l'expiration est soufflante : de plus la tonalité est plus élevée sous la clavicule et la respiration est un peu plus forte que du côté gauche.

5ᵉ *Thoracentèse*. — Issue de 200 grammes à peine d'un pus chocolat foncé.

$$T\text{-}m = 38°,6, \quad T\text{-}s = 37°,8.$$

17 mai. — T-m = 37°, T-s = 37°,2.

18 mai. — T-m = 38°,2, T-s = 37°,8.

19 mai. — T-m = 38°, T-s = 37°,2.

2) mai. — T-m = 37°,4, T-s 38°,2.

21 mai. — T-m = 37°,2, T-s = 37°,6.

22 mai. — T-m = 37°,6, T-s = 38°,6.

23 mai. — Depuis la dernière ponction, la température d'abord abaissée s'est un peu relevée surtout depuis 24 heures. — Pas de sonorité exagérée sous la clavicule.

La respiration s'entend partout. Elle est un peu soufflante à la base et en dehors.

6ᵉ *Thoracentèse* : La ponction faite, dans le même point que les fois précédentes, donne issue à un peu moins de 200 grammes de pus très-chocolat.

$$T. m. = 37,8. \quad Tr s. = 38.$$

24 mai. — T. m. = 37,4. T. s. = 37,6.

25 mai. — T. m. = 37,4. T. s. = 38.

26 mai. — T. m. = 37,4. T. s. = 38.

27 mai. — T. m. = 37,2. T. s. = 38,2.

28 mai. — T. m. = 37,2. T. s. = 37,4.

29 mai. — T. m. = 37,6. T. s. = 37,4.

30 mai. — T. m. = 37,6. T. s. = 39.

31 mai. — Respiration un peu obscure à la base en arrière, comme en dehors, et en avant, avec expiration prolongée.

$$T. m. = 37,2. \quad T. s. = 39.$$

1ᵉʳ juin. — T. m. = 37,4. T. s. = 39.

2 juin. — T. m. = 37,8. T. s. = 38,8.

3 juin. — Depuis quatre jours pleins, la température est remontée à 39° tous les soirs.

La percussion donne toujours les mêmes résultats. A l'auscultation : Respiration un peu soufflante.

7ᵉ *Thoracentèse* : La ponction pratiquée, comme auparavant, laisse écouler environ 170 grammes de pus. Issue de sang à la fin de la ponction, sang qui se coagule aussitôt.

$$T. m. = 37,8. \quad T. s. = 38,4.$$

4 juin. — La respiration est pure jusqu'en bas.

$$T. m. = 37,4. \quad T. s. = 37,8.$$

5 juin. — T. m. = 37. T. s. = 36.8.

6 juin. — T. m. = 37. T. s. = 36,6.

7 juin. — T. m. = 37,6. T. s. = 37,8.

8 juin. — T. m. = 37,2. T. s. = 37,4.

9 juin. — T. m. = 37,4. T. s. = 37,6.

10 juin. — T. m. = 37 6. T. s. = 38.

11 juin. — T. m. = 37,2. T. s. = 38,2.

12 juin. — T. m. = 37,4. T. s. = 38,8.

13 juin. — Même résultat dans la percussion ; c'est-à-dire, matité dans les 3/4 inférieurs en arrière, et dans la moitié inférieure en avant.

Seulement, sous la clavicule droite, tonalité plus élevée et son plus clair. Vibrations thoraciques impossibles à constater d'aucun côté. L'expansion vésiculaire manque de moelleux, et la respiration est obscure, tout à fait à la base en arrière.

T. m. = 37,8. T. s. = 37,6.

14 juin. — T. m. = 37,6. T. s. = 37,8.

15 juin. — T. m. = 37,7. T. s. = 37.

16 juin. — T. m. = 37,8. T. s. = 38.

17 juin. — T. m. = 37,6. T. s. = 38.

18 juin. — T. m. = 37,6. T. s. = 37,6.

19 juin. — T. m. = 37,6. T. s. = 37,8.

20 juin. — T. m. = 37,6. T. s. = 37,8,

21 juin. — T. m. = 37,6. T. s. = 38,2.

Depuis la dernière ponction, la température est restée normale. Les vibrations thoraciques sont facilement perçues à droite. La respiration est pure, mêlée de quelques râles, tout à fait à la base.

L'enfant est en pleine convalescence. La guérison de l'épanchement est complète.

22 juin. — T. m. = 37,4. T. s. = 36,8.

23 juin. — T. m. = 37,6. T. s. = 37,6.

24 juin. — T. m. = 37,4. T. s. = 37,8.

2 juillet. — Aujourd'hui la matité a beaucoup diminué ; la respiration est pure, quoiqu'un peu plus faible que du côté gauche, et l'enfant va très-bien, et a beaucoup engraissé.

Il part aujourd'hui pour la Roche.

Observation II (communiquée par M. le Dr Bergeron).
Pleurésie purulente datant de deux mois — Sept ponctions
aspiratrices. — Guérison sans déformation du thorax.

J... 5 ans. 1er février 1876, appelé en consultation auprès de cet
enfant qui depuis deux mois tousse, a une fièvre ardente, refuse
toute espèce d'aliment et est arrivé à un état d'émaciation excessive,
je constate une pleurésie droite; la nature de l'épanchement ne
peut faire l'objet d'un doute, et en effet le 2, une ponction avec l'aspirateur Potain donne issue à 750 grammes de pus. Dès le soir,
abaissement de la température, cessation de la dyspnée, retour
d'un peu d'appétit.

Du 2 février au 1er mars, quatre nouvelles ponctions sont pratiquées à 8 jours d'intervalle, et chaque fois, la quantité de pus re-
tirée est moins considérable. Le 8 mars, j'ai des doutes sur la
quantité de liquide qui peut rester dans la plèvre; l'état général
est d'ailleurs excellent; j'ajourne la ponction. Le 15, mêmes doutes
sur l'état de la plèvre, mais la courbe tend à se relever. Le 19, la
température s'est relevée considérablement, l'appétit redevient languissant, une nouvelle ponction est pratiquée et donne issue à une
quantité de pus égale au moins à celle qu'avait donnée la précé-
dente thoracentèse. Mais huit jours plus tard, le 26, je n'obtiens
plus que 60 grammes de pus légèrement sanguinolent; le 2 avril,
30 grammes à peine; et enfin, la septième et dernière ponction
pratiquée le 16 est absolument sèche.

L'enfant est alors un peu dévié, mais je l'ai revu deux mois environ après la dernière ponction et il était complétement redressé,
l'air pénétrait dans tout le poumon droit, mais avec un peu moins
d'ampleur que du côté opposé.

Observation III (communiquée par M. le Dr Bergeron).
Pleurésie purulente datant de sept à huit semaines. Sept ponctions
avec l'appareil Potain. Guérison sans déformation appréciable
du thorax.

V..., 3 ans; enfant arriéré; sachant à peine articuler quelques
mots.

16 mai 1874. Appelé en consultation auprès de cet enfant malade depuis sept à huit semaines, je constate l'existence d'une
pleurésie gauche. L'hyperthermie, le teint terreux, la fréquence

du pouls et enfin la longue durée de la maladie ne permettent pas de douter que l'épanchement soit purulent.

Une première ponction, pratiquée le 18 avec l'aspirateur Potain, donne issue à 800 grammes de pus environ.

L'état général s'améliore immédiatement, l'enfant accepte quelques aliments.

Le 27, la température s'est relevée, l'appétit est nul, l'agitation est très-grande; nouvelle ponction qui ne donne que 600 grammes.

Après un léger abaissement de la courbe, à la suite de cette seconde ponction, la température se maintient assez élevée, aussi trois ponctions sont pratiquées à court intervalle, les 5, 9 et 13 juin; la quantité de pus est beaucoup moindre ainsi qu'on devait s'y attendre avec des ponctions aussi rapprochées : mais à la suite de la dernière (13 juin), l'état général présente une amélioration si remarquable et les signes de l'épanchement sont si douteux qu'on ajourne au 26 une nouvelle ponction; celle-ci donne environ 60 grammes de pus; une dernière est pratiquée le 3 juillet qui ne donne guère qu'une cuillerée de pus.

A partir de ce moment, la santé s'est rapidement rétablie et après un séjour d'un mois au bord de la mer l'enfant était devenu méconnaissable; la scoliose constatée au moment de la dernière ponction a complétement disparu.

OBSERVATION IV (due à l'obligeance de MM. les Drs Martin et Drouin, de Tonnerre).
Pleurésie purulente droite. Ponction unique avec l'appareil de Potain. Guérison très-rapide.

Le jeune T. P..., âgé de 7 ans et demi, d'un tempérament lymphatique et d'une constitution assez délicate, tombe malade le 19 mai 1875 ; il se plaint d'un point de côté à droite de la poitrine. L'auscultation permet de constater ce jour même l'existence de frottements pleurétiques de ce côté. Pas d'égophonie. Fièvre modérée. Pouls à 90°. Un vésicatoire est appliqué en arrière de la poitrine.

Le 21 mai, pas de symptôme nouveau, persistance d'un léger mouvement fébrile, inappétence.

Le 28 mai, le vésicatoire étant sec, l'auscultation fait constater un peu d'égophonie et la disparition presque totale du frottement. Vu l'état de faiblesse de l'enfant, on prescrit du sirop de quinquina et une bonne nourriture.

Le 31 mai, application d'un nouveau vésicatoire en arrière et latéralement.

Le 5 juin. Égophonie très-prononcée, matité dans les deux tiers de la poitrine, à droite. État général moins satisfaisant.

10 juin. Nouveau vésicatoire. La faiblesse augmente; anorexie presque complète.

15 juin. Persistance des signes de l'épanchement, de temps en temps, dans de grandes inspirations, on entend du frottement, plus manifeste encore à la suite des quintes de toux.

Prescription : tisane de chiendent nitrée.

1er juillet. L'enfant est très-abattu; depuis 4 ou 5 jours, frissons répétés de peu de durée. Pâleur extrême, dyspnée considérable. Persistance de l'épanchement.

En présence de cette aggravation des symptômes, M. le docteur Drouin, médecin ordinaire de l'enfant, demande en consultation son confrère et ami M. le docteur Martin.

Le 2 juillet, la consultation a lieu; l'enfant est dans un état de prostration assez marquée, l'état général du malade est très-inquiétant (frissons, fièvre continue avec exaspérations vespérales, sueurs profuses, émaciation, anorexie), la dyspnée est extrême, accompagnée de battements des ailes du nez, le facies est grippé; pouls à 115. L'examen de la poitrine, la percussion, la palpation, l'auscultation permettent de diagnostiquer un épanchement pleurétique abondant dont la purulence est soupçonnée par l'ensemble des symptômes généraux observés. L'absence d'œdème des parois costales du côté malade était le seul signe négatif qui pût donner quelque espoir sur la non-purulence du liquide épanché. En présence d'un état local et d'un état général aussi graves, la thoracentèse est décidée.

Le jour même, M. le docteur Martin la pratique avec l'appareil de Potain et fait la ponction avec le trocart de moyen calibre. Cette ponction donne issue à un grand verre de pus, bien lié, de couleur grisâtre, *sans odeur*. Un soulagement immédiat est constaté, la dyspnée cesse; le soir même, l'enfant mange un peu, l'oppression est peu considérable, l'enfant est gai et joue, ce qu'il n'avait pas fait depuis longtemps.

Le 3 juillet, l'enfant se trouve bien, le pouls est moins fréquent = 75. A l'auscultation, on constate un peu de frottement rude, râpeux, en arrière; l'égophonie a totalement disparu.

Le 4 juillet, le mieux continue, l'épanchement ne paraît pas se reproduire.

Le 6 juillet. Appétit excellent, la pâleur de la face a disparu, le visage est au contraire coloré; la fièvre et les frissons ne se sont pas reproduits, en un mot l'état général est très-satisfaisant.

Le 8 juillet. L'enfant est en pleine convalescence ; l'épanchement ne se reproduit pas ; la respiration a repris son ampleur
normale, on ne constate ni matité, ni égophonie, ni frottement.
Tous les signes physiques ont disparu et l'état général est excellent.

Deux ans après cette guérison rapide, l'enfant a été revu par
MM. Martin et Drouin. Jamais, au dire de la mère, il ne s'est res-
senti de sa pleurésie, il n'a fait aucune nouvelle maladie. Il a
grandi et sa santé est des plus florissantes.

Obs. V (communiquée par M. le Dr Bouchut).
Pleurésie gauche. — Une ponction. — Guérison.

Élisa L..., 3 ans, 17 juin 1872, n° 36, salle Sainte-Catherine
entre avec un épanchement du côté gauche remontant jusqu'à la
fosse sus-épineuse, accompagné de souffle amphorique et refoulant
le cœur à trois centimètres en dedans du mamelon.

Une ponction, donnant sortie à 120 grammes de liquide séro-purulent, a suffi pour guérir la malade qui est sortie dix jours après.

Obs. VI (communiquée par M. le Dr Bouchut).
Pleurésie gauche. — Dix ponctions. — Guérison.

Catherine T..., 4 ans, 18 mai 1874, a depuis quatre mois une
pleurésie qui l'a réduite à un grand état de maigreur et d'anémie.
L'épanchement occupe tout le côté gauche de la poitrine, en avant
et en arrière, et refoule le cœur à droite jusque dans le deuxième
espace inter-costal où l'on voit ses battements. 10 ponctions aspiratrices sont faites et permettent de retirer chaque fois de 80 à 200
grammes de pus.

A la dixième ponction, l'enfant est prise de pneumonie, à gauche, qui disparaît au bout de quinze jours, et elle sort le 2 août
complétement guérie.

Obs. VII (communiquée par M. le Dr Bouchut).
Pleurésie gauche. — 18 ponctions. — Guérison.

Berthe B..., âgée de 9 ans, entrée le 23 mai 1874, au n° 21 de
la salle Sainte-Catherine, est malade depuis trois mois et arrive
maigre, anémique, avec bouffissure du visage. Respiration fréquente et courte, causée par un épanchement du côté gauche, mon-
tant jusquo sous la clavicule et refoulant le cœur à droite. — 18
ponctions aspiratrices furent faites, et permirent de retirer chaque

fois 150 à 200 grammes de pus. A la seizième ponction on fit une injection de teinture d'iode, et la dix-septième et la dix-huitième ponction laissèrent sortir du pus couleur iodée ; l'enfant a repris ses forces et est sortie guérie le 24 septembre.

Obs. VIII (communiquée par M. le Dr Bouchut).
Pleurésie droite. — 122 ponctions. — Guérison.

C..., 4 ans, habitant la Villette, vu en consultation avec M. le Dr Savornin, le 21 mai 1875, pour une pleurésie datant d'un mois, remplissant tout le côté droit de la poitrine, et ayant produit un état de marasme complet. Une première ponction permit de retirer 710 grammes de pus. Une deuxième en fit retirer 400 grammes, et ensuite on en fit tous les trois ou quatre jours. Quand je revis (Bouchut) l'enfant, le 1er avril 1876, il avait subi 122 ponctions aspiratrices, dont aucune n'était devenue fistuleuse. L'enfant était gros, gras, bien coloré, mangeant bien, sans diarrhée; mais on n'entend pas de bruit respiratoire en arrière. Ce bruit n'était appréciable que sous la clavicule.

A quelque temps de là l'enfant eut la rougeole et succomba.

Obs. IX. (Thèse de Poiteau) (recueillie par M. Labadie-Lagrave, interne).
Pleurésie purulente guérie à la suite de six ponctions.

Julie D..., 7 ans, entrée le 15 janvier 1872, à l'hôpital des Enfants-Malades, salle Sainte-Catherine, n° 25, service du Dr Bouchut.

L'enfant est malade depuis quatre jours. Elle a été prise presque subitement d'une douleur vive dans le côté gauche du thorax, s'irradiant dans l'épaule correspondante.

Au moment de l'entrée, elle se présente à nous le corps à demi fléchi et fortement incliné du côté gauche. La respiration est fréquente, entrecoupée, irrégulière. La partie gauche de la cage thoracique reste absolument immobile.

La toux est rare, sèche et exaspère à tel point la douleur de côté que l'enfant s'efforce de la contenir. La percussion révèle une différence notable de sonorité des deux côtés de la poitrine : à droite, son clair et presque tympanique ; à gauche, matité presque absolue à la partie moyenne. Vibrations thoraciques affaiblies à ce niveau. Souffle superficiel dans la fosse sous-épineuse gauche Pouls 120, respir. = 60, températnre = 39°,6.

16 janvier. La résonnance de la poitrine est normale en haut,

absente à la partie moyenne dans un espace d'environ quatre travers de doigt. A ce niveau, faible souffle bronchique. Égophonie
depuis la crête de l'omoplate jusqu'au quart inférieur. Résonnance
tympanique sous la clavicule gauche. Le cœur n'est pas déplacé.
La matité cardiaque est normale. Angoisse, respiration marquée.
P. 116. R. 56. T. 39°,4.

Traitement. — 2 sangsues loco dolenti; poudre de digitale,
5 centigrammes.

Le 17. Le pouls s'est considérablement ralenti sous l'influence
de la digitale (92). L'émission sanguine locale a diminué la douleur en même temps qu'abaissé notablement la température. La
dyspnée est moins forte et la percussion moins douloureuse. Le
cœur est refoulé de 1 centimètre environ vers le sternum. —
Poudre de digitale, 5 centigrammes.

Le 18. Respiration gênée et plaintive. Souffle au-dessous de l'é-
pine de l'omoplate; et à partir de ce point absence complète de
bruit respiratoire. Le cœur est déplacé jusqu'à la ligne médiane.
P. 112. T. 38°,8.

Le 22. L'enfant est mieux, la respiration plus facile.

Le 28. L'épanchement a fait des progrès; matité dans tout le côté
gauche en arrière; absence de vibrations thoraciques à ce niveau,
souffle très-prononcé dans l'aisselle se propageant jusque sous la
clavicule. Le cœur est de plus en plus refoulé à droite; le maxi-
mum de ses bruits correspond au niveau du bord droit du sternum.

Le 30. Même état. Ponction faite avec le trocart capillaire dans
la ligne axillaire, sur l'équateur mamellaire, à l'aide de l'aspirateur
Dieulafoy. Issue d'un liquide purulent, épais, jaune-verdâtre, sans
odeur; 300 grammes environ.

Le 31. L'enfant a mangé un peu aujourd'hui; elle se sent très-
soulagée, mais reste encore inclinée légèrement du côté gauche.

1er février. Le souffle a disparu sous l'aisselle et sous la clavicule, et a été remplacé par de la respiration normale.

Le 2. Deuxième thoracentèse: 60 grammes de pus crémeux, verdâtre, sont de nouveau retirés. Aussitôt après l'opération, le murmure vésiculaire s'entend du haut en bas de la poitrine.

Le 5. Depuis sa dernière ponction, l'enfant a eu de la fièvre le
soir, marquée par une exacerbation thermique dépassant de plus
de 1° la rémission matinale.

Le 7. On entend à peine le murmure vésiculaire. Le cœur est
de nouveau refoulé à droite sous le sternum. Le souffle a reparu
sous la clavicule et dans la ligne axillaire.

L'enfant est pâle, amaigrie, sans force. L'exacerbation thermique persiste le soir.

Le 8. Troisième thoracentèse : 30 grammes environ de liquide offrant les caractères du pus.

Le 15. Quatrième thoracentèse pratiquée dans le cinquième espace intercostal, qui donne issue à 100 grammes environ de pus.

Le 25. Cinquième thoracentèse : 300 grammes de pus crémeux, bien lié, sans odeur.

3 mars. Sixième thoracentèse : 200 grammes de pus environ.

8 avril. Septième ponction fruste.

Le 13. Après être restée quelques jours encore inclinée du côté malade, l'enfant est aujourd'hui tout à fait redressée. Mais son état général laisse à désirer : elle maigrit, son teint est pâle, son appétit languissant ; la toux n'a pas complétement disparu, la respiration est courte et entrecoupée.

1er mai. L'état général de l'enfant est beaucoup plus satisfaisant : elle se lève, joue avec ses petites camarades, descend au jardin avec elles, et se tient maintenant dans la plus parfaite rectitude ; son appétit et ses forces reviennent, son teint est meilleur ; tout fait présager une guérison radicale et prochaine.

Le 13. Exeat, complétement guérie.

Obs. X. (Thèse de Poiteau.)
Pleurésie purulente droite. — Une ponction aspiratrice. —
Guérison.

Jeanne M...., 3 ans ; entrée à l'hôpital des Enfants, salle Sainte-Catherine, n° 31, service de M. Bouchut, le 21 juillet 1872, sortie le 20 août.

Cette enfant avait eu, d'après renseignements recueillis, une pneumonie dans le courant du mois de mai. Elle était assez bien guérie pour retourner à l'école, lorsque, le 6 juillet, elle se plaignit de douleurs dans le dos et la poitrine. Le 21 juillet on l'amena à l'hôpital.

État actuel. — L'enfant est pâle, amaigrie, tousse un peu, est très-gênée pour respirer, mange peu et a de la fièvre. Le côté droit de la poitrine est dilaté ; les espaces intercostaux tendus, effacés ; la pointe du cœur bat au milieu de l'arc du septième espace intercostal ; absence de vibrations thoraciques à droite, et le bruit respiratoire en avant comme en arrière ; matité absolue sous la clavicule, dans le creux axillaire et dans toute la hauteur en arrière.

23 juillet. — Ponction avec l'aspirateur de Dieulafoy : 300 gram-

mes de liquide séro-purulent, verdâtre, d'une odeur très-fétide. Après la ponction, on constate que la matité a disparu, que le cœur est revenu à sa place, et qu'on entend partout, jusqu'à la base du poumon, le murmure vésiculaire.

Le 24, l'enfant est très-bien, gaie, respire avec facilité, a bien mangé. 38°. La respiration normale s'entend dans tout le poumon droit.

Le 26. — L'amélioration persiste, et l'épanchement ne se reproduit pas. Bon appétit et peu de fièvre : 38° le matin, et 38°,6 le soir.

Le 28. — Le mieux continue et l'épanchement ne se reproduit pas.

Le 31. — L'enfant est toujours très-bien; elle ne tousse plus et respire facilement. Plus de trace d'épanchement; elle n'a plus de fièvre : 37° le matin, et 37°,2 le soir.

22 août. — Sort complétement guérie.

Obs. XI (communiquée par M. le Dr Bouchut).
Pleurésie purulente droite. — Onze ponctions. — Guérison.

Eugénie B...., âgée de 10 ans, entrée le 4 août 1872, au n° 25, de la sallé Sainte-Catherine. (Service de M. Bouchut.)

On ne sait depuis combien de temps elle est malade. Mais dans le côté droit de la poitrine, elle a un épanchement qui remonte jusque dans la fosse sus-épineuse, et en avant jusque dans la clavicule.

Le 8 août. — Ponction de 170 grammes de liquide séro-fibrineux.

Le 9 août. — Deuxième ponction de 330 grammes d'un liquide d'abord séro-fibrineux, puis purulent, *épais, jaunâtre*.

Le 20 août. — Troisième ponction de 300 grammes de pus.

Le 27. — Quatrième ponction de 300 grammes de pus.

Le 2 septembre, le 11, le 18, le 25, le 30 et le 4 octobre, nouvelles ponctions de liquide purulent. Enfin, le 19 octobre, ponction fruste. L'enfant a guéri graduellement, et est sortie le 16 novembre.

Obs. XII (Thèse de Jougla).
Pleurésie droite. — Sept ponctions. — Guérison.

Angélina B...., 8 ans; sallc Sainte-Catherine, n° 46, service de M. Bouchut, entrée le 21 mars 1873.

Enfant malade depuis six semaines. Début par de la toux, expectoration abondante et douleurs dans tout le côté droit de la poitrine. Pas d'autres renseignements. Dilatation de tout le côté droit de la poitrine. Espaces intercostaux effacés et dilatés ; œdème de la paroi thoracique, matité absolue dans toute la hauteur en arrière. En avant, il n'y a de la sonorité que sous la clavicule. Le murmure vésiculaire ne s'entend pas en arrière ; en bas, le silence est absolu ; dans la moitié supérieure de la poitrine, on entend un souffle doux plus marqué à l'expiration qu'à l'inspiration.

On entend également du souffle à l'expiration vers la partie moyenne du poumon gauche ; mais la sonorité est normale de ce côté, et le murmure s'entend à l'inspiration, en sorte que le souffle est dû à du retentissement.

Thoracentèse le 25 mars, fruste, évacuation de quelques grammes seulement de liquide, la canule est bouchée. — Looch blanc avec sirop diacode, 15 grammes.

Tisane de chiendent avec nitrate de potasse, 2 grammes.

27 mars. — Nouvelle ponction, 60 grammes de pus.

Le 28. — Julep avec tannin, 25 milligrammes.

Le 15 avril. — Matité en arrière. — Souffle à l'expiration à la partie moyenne. — Encore un peu de respiration soufflante vers la partie moyenne. Silence absolu en bas. Troisième ponction, 100 grammes de liquide. Après l'opération, murmure respiratoire en arrière. — Un peu de toux à la fin de l'opération. — Légère quantité de sang mêlée aux dernières portions du pus évacué. — Après chaque ponction, le souffle signalé à gauche persiste sans modifications.

Le 18. — Souffle dans la partie moyenne du poumon et jusque dans la partie supérieure de la fosse sous-épineuse. — A la base on n'entend pas de souffle. — Le côté droit de la poitrine commence à présenter un affaissement très-marqué en avant et en dehors.

Le 19. — Quatrième ponction faite avec l'appareil Castiaux. — Quatrième espace en bas et en arrière sur la verticale passant par l'angle inférieur de l'omoplate. — L'introduction du trocart est rendue difficile par la petite distance qui sépare les côtes, conséquence de la déformation du thorax, disposition qui s'exagère encore par les mouvements que fait l'enfant pour se soustraire à la piqûre. — On retire 50 grammes de liquide purulent rougeâtre. — Après l'opération, retour du murmure vésiculaire en bas à la partie moyenne. Le souffle persiste pendant l'expiration.

Le 20. — Pas de sommeil pendant la nuit. — Diarrhée, trois selles. — Sous-nitrate de bismuth dans un julep.

Le 21. — La diarrhée persiste; trois selles dans la journée. — Appétit conservé. — L'enfant tousse un peu.

Le 23. — Cinquième ponction. — Elle donne une petite quantité de liquide purulent rougeâtre. — Le souffle persiste avant comme après l'opération.

Le 27. — Souffle diminué au niveau de la partie moyenne. — Râle crépitant pleural, surtout en bas, diminuant à mesure qu'on remonte, mais s'entendant encore au niveau du souffle.

3 mai. — La matité à la partie inférieure de la poitrine a augmenté. — Du souffle a remplacé à la base les râles que l'on entendait il y a quelques jours. — Deux ponctions faites, la première dans la troisième, la seconde dans le quatrième espace intercostal, restent sans résultat. — La canule pénètre cependant de 4 centimètres, sans rien ramener.

4 mai. — Respiration plus nette en bas, avec expiration d'autant plus soufflante que l'on s'éloigne plus de la base. Aucun malaise. — Appétit bon. — Pas de diarrhée depuis la veille.

Le 5 soir. — L'enfant se plaignait de mal de tête dans la journée; elle est prise subitement d'une oppression très-vive, avec grande fréquence de la respiration. — Ces accidents se dissipent en quelques instants. — Aucune modification appréciable dans les phénomènes stéthoscopiques capables d'expliquer cette dyspnée.

Le 15. — Persistance de la matité. La respiration est revenue partout : on entend toujours du souffle à la partie moyenne du poumon en arrière. — En avant et sous l'aisselle, la respiration est normale; l'expiration semble toutefois un peu rude.

Le 25. — A la percussion, persistance de la matité dans les deux tiers inférieurs du côté droit de la poitrine en arrière. En haut et en arrière, de même que sous la clavicule, diminution notable de la sonorité, comparativement au côté opposé. — Respiration revenue partout; elle est encore moins forte que du côté gauche et sans trace de râle. — Vers la partie moyenne du poumon en arrière le souffle persiste. Au sommet, la respiration est rude, mais peu différente de celle que l'on entend au sommet gauche.

L'appétit est bon, l'enfant se lève toute la journée depuis plusieurs jours; elle a repris des couleurs et de l'embonpoint. — L'affaissement de la poitrine n'a pas continué.

L'enfant part en convalescence le 26 mai.

Obs. XIII, rapportée par Roger, (*Bulletin de l'Académie de médecine*, 1872).

Pleurésie purulente, 1 ponction, guérison.

Chez une fillette de cinq ans qui est actuellement dans mon ser-

vice, et dont l'empyème remontait à près de cinq semaines, j'ai
retiré 250 grammes de pus au moyen d'une ponction aspiratrice,
avec un trocart capillaire; après divers accidents qui ont fait
craindre une reproduction du liquide, et une complication pneu-
monique ou tuberculeuse, l'enfant est au trente-huitième jour de
l'opération dans une situation relativement satisfaisante : la fièvre
est presque tombée, le côté malade s'est déprimé notablement; il
n'y a plus lieu actuellement à une seconde ponction : et si cette
pleurésie purulente n'est pas compliquée de tuberculose, la guérison peut légitimement être espérée (Roger).

Obs. XVI, (Verliac, thèse 1865).

Croup, trachéotomie, paralysie diphthéritique généralisée, pleurésie purulente gauche intercurrente, ponction, guérison complète constituée.

Z... Eugénie, quatre ans, opérée du croup le 7 décembre 1861,
guérison complète, paralysie du voile du palais, cette paralysie est
très-marquée aux membres inférieurs; les choses étant dans cet état,
on constate le 7 février un épanchement considérable à gauche;
jours suivant : diarrhée, fièvre vive, l'enfant pâlit, maigrit, matité absolue son tympanique sous la clavicule, cœur reporté à
droite.

Le 18, thoracentèse, ponction avec trocart garni de baudruche
dans le septième espace intercostal, issue de 300 grammes de pus
séreux *jaunâtre*.

Le 19, diarrhée, pâleur très-grande, amaigrissement considérable.

Le 30, les parents emmènent l'enfant; on regarde son état
comme désespéré.

Le 17 mars on est étonné de revoir l'enfant qu'on avait apporté
dans la salle de chirurgie pour un abcès du cou. La paralysie
diphthéritique était guérie; il ne s'était pas formé de fistule; du pus
avait-il été évacué par les bronches ? on l'ignore, en tous cas on
lui donne exeat.

7 avril, M. Barthez a revu l'enfant plusieurs fois; l'enfant était
guéri.

Obs. XV (Thése de Marcowitz).
Pleurésie purulente, 1 ponction, guérison.

R. (Louis Gaston), âgé de quatre ans et demi, est entré à l'hôpital le 6 décembre 1863, il est atteint d'albuminurie avec anasarque et d'un épanchement pleurétique datant de deux mois, l'amaigrissement se prononçait; fièvre hectique, sueurs partielles. En

présence de M. Bouvier, je pratiquai la thoracentèse le 19 avril. Environ un litre de pus s'écoula par la canule. Nous auscultâmes et nous percutâmes aussitôt après l'opération, et nous pûmes nous assurer que la respiration était revenue dans les deux tiers supérieurs seulement, et que par conséquent il restait encore un bon demi-litre de pus. Jours suivants : l'épanchement paraît augmenter, mais bientôt l'auscultation et la percussion nous montrent qu'une absorption rapide s'est emparée de la collection.

Aujourd'hui 14 mai, l'enfant présente l'état suivant : le côté malade a repris son état normal, la respiration s'entend partout quoique faible et un peu soufflante ; l'état général est excellent. L'enfant a engraissé tellement qu'il est méconnaissable, l'appétit est bon, le sommeil calme et prolongé ; l'enfant est levé une partie de la journée.

Obs. XVI (du traité de l'Aspiration de Dieulafoy).
Pleurésie purulente ; trente-trois ponctions aspiratrices, guérison.

Dans la convalescence d'une fièvre typhoïde légère une enfant est atteinte d'une pleurésie aiguë purulente considérable. Une première aspiration fut pratiquée, et on vida l'épanchement d'abord tous les huit jours, puis deux et trois fois la semaine.

La piqûre du trocart capillaire ne laissant pas de trace, ce qui avait été commencé par nécessité fut suivi par calcul. Mais le pus se reproduisait avec une rapidité désespérante, et le foyer de la plèvre se remplissait en trois jours.

M. Bouchut essaya alors au moyen de l'aspirateur d'injecter de la teinture d'iode pure dans la plèvre, ce qui fut fait à trois reprises différentes. Mais cela ne parut pas empêcher le pus de se reproduire avec rapidité. Les injections de teinture d'iode furent interrompues ; les ponctions aspiratrices furent seules continuées ; et après six mois la quantité de pus diminue. Enfin la guérison eut lieu pendant tout ce traitement local, l'enfant fut mise au régime d'une excellente alimentation : viande crue, beurre et alcool.

Obs. XVII (du traité de l'Aspiration de Dieulafoy.
Pleurésie gauche simple commençant à devenir purulente, guérie par deux aspirations.

Une petite fille de 4 ans fut prise d'une pleurésie dans le côté gauche de la poitrine, avec épanchement considérable.

M. Bouchut, sans vouloir attendre l'effet d'une médication interne, et sans employer les révulsifs habituels, pratiqua l'aspiration au moyen de l'aiguille la plus fine de l'aspirateur.

500 grammes furent retirés, mais trois jours après, l'épanchement s'étant reproduit, une nouvelle aspiration fut faite.

Cette fois le liquide était plus troublé et légèrement purulent. L'enfant fut longtemps à se remettre, mais au bout de quelques semaines les forces lui revinrent; et elle sortit guérie sans avoir de rétrécissement de la poitrine.

OBSERVATIONS XVIII et XIX.

Dans un travail sur la *Thoracentèse chez les Enfants,* lu à l'Académie de médecine en 1865, le docteur Guinier, agrégé à la Faculté de Montpellier, cite le fait d'un enfant de douze mois, encore à la mamelle, chez lequel un abondant épanchement pleurétique gauche séro-purulent fut rapidement guéri à la suite d'une thoracentèse unique.

Dans leur *Manuel pratique des maladies de l'enfance* (1877), MM. D'Espine et Picot, disent avoir observé une guérison également rapide chez un petit garçon atteint d'empyème compliqué de néphrite albumineuse, et auquel deux ponctions successives avaient été faites. L'air de la campagne avait été dans ce cas un adjuvant très-utile à la guérison.

De la simple exposition, de la lecture seule de ces observations, on peut tout d'abord tirer les conclusions suivantes :

1° La thoracentèse, et surtout la thoracentèse aspiratrice suffit dans un grand nombre de cas à guérir la pleurésie purulente de l'enfant.

2° Dans certains cas, une seule ponction amène la guérison; dans d'autres, des ponctions successives sont nécessaires avant d'arriver au même but.

Si l'on fait ensuite une analyse plus minutieuse des faits en tenant compte de l'âge des opérés, du nombre de ponctions faites et du siége de la pleurésie, on arrive à des conclusions plus précises, dont l'intérêt ne nous semble pas douteux.

Nous avons pour cela réuni toutes nos observations sous la forme du tableau analytique suivant :

TABLEAU ANALYTIQUE DE NOS OBSERVATIONS.

NOMS des malades.	AGE.	NOMBRE de ponctions.	DÉSIGNATION des pleurésies.	OBSERVATIONS.	NOMS des médecins.
X....................	12 mois.	1	Pleurésie gauche.	XVIII.	Guinier.
Élisa L................	3 ans.	1	Id.	V.	Bouchut.
Jeanne M.............	Id.	1	Pleurésie droite.	X.	Id.
R... (Louis Gaston)......	4 ans.	1	Pleurésie X.	XV.	Marcovitz.
Z... (Eugénie)..........	Id.	1	Id.	XIV.	Verliac.
X....................	5 ans.	1	Id.	XIII.	Roger.
T. P..................	7 ans 1/2.	1	Pleurésie droite.	IV.	Martin et Drouin.
X....................	4 ans.	2	Pleurésie gauche.	XVII.	Dieulafoy (Bouchut).
X....................	X.	2	Pleurésie X.	XIX.	Déspine et Picot.
Julie D...............	7 ans.	6	Pleurésie gauche.	IX.	Bouchut.
V....................	3 ans.	7	Id.	III.	Bergeron.
J....................	5 ans.	7	Pleurésie droite.	II.	Id.
Angélina B............	8 ans.	7	Id.	XII.	Bouchut.
Lucien Brand..........	4 ans 1/2.	8	Id.	I.	Cadet de Gassicourt.
Catherine T...........	4 ans.	10	Pleurésie gauche.	VI.	Bouchut.
Eugénie B.............	10 ans.	11	Pleurésie droite.	XI.	Id.
Berthe B..............	9 ans.	18	Pleurésie gauche.	VII.	Id.
X....................	X.	33	Pleurésie X.	XVI.	Dieulafoy (Bouchut).
G....................	4 ans.	122	Pleurésie droite.	VIII.	Bouchut et Savornin.

La simple inspection de ce tableau nous fait voir que
sur les dix-neuf enfants atteints de pleurésie purulente et
guéris par une ou plusieurs thoracentèses aspiratrices, il y
en a 12 âgés de 5 ans et au-dessous (le plus jeune ayant
douze mois), 5 âgés de 5 à 10 ans, et deux dont l'âge est
inconnu — ces chiffres nous montrent *que, au-dessous de
cinq ans les guérisons obtenues par cette méthode sont plus
nombreuses qu'au delà du même âge.*

Nous voyons aussi que le nombre de ponctions nécessaires à la guérison a été de :

Ponctions :   1 dans 7 cas.

—   2 dans 2 cas.

—   6 dans 1 cas.

—   7 dans 3 cas.

—   8 dans 1 cas.

—   10 dans 1 cas.

—   18 dans 1 cas.

—   33 dans 1 cas.

—   122 dans 1 cas.

D'où l'on peut conclure que, dans près de la moitié des
cas (dans 9 sur 19), une ou deux ponctions seulement ont
été nécessaires.

Notre tableau nous montre aussi : 1° que c'est chez les
sujets les plus jeunes que la ponction unique a été observée proportionnellement le plus grand nombre de fois,
ce qui permet d'espérer que plus l'individu sera jeune,
plus les chances de guérison seront grandes;

2° Que la thoracentèse réussit aussi bien, comme traitement des pleurésies purulentes gauches, que dans celui
des pleurésies purulentes droites, puisque sur les treize
cas dans lesquels le côté affecté a été signalé, nous notons
sept épanchements à droite et sept à gauche. — Ces mêmes
chiffres nous permettraient à la rigueur d'admettre que

la pleurésie purulente se présente chez l'enfant avec une
égale fréquence des deux côtés de la poitrine.

CAUSES.

Étudions maintenant les causes de ce tte fréquencedes
guérisons chez l'enfant à la suite des simples ponctions.

Ces causes sont assurément multiples. Selon nous, les
principales résident : les unes dans la structure même de la
cage thoracique dont la souplesse et l'élasticité sont d'autant plus grandes que les sujets sont plus jeunes; les autres dans l'expansibilité des organes pulmonaires qui, re-
foulés et modifiés dans leur titre par l'épanchement purulent, reviennent plus facilement à l'état normal chez l'enfant que chez l'adulte.

*Rôle de l'élasticité de la cage thoracique et de la force
expansive du poumon chez l'enfant.*

Qu'observe-t-on lorsqu'on traite un abcès phlegmoneux
ordinaire par la ponction, en s'opposant à la pénétration de
l'air dans le foyer de l'abcès? Cette méthode préconisée
pour la première fois par Boyer qui la pratiquait à l'aide
d'un bistouri étroit, en détruisant le parallélisme entre
l'ouverture de l'abcès et l'incision de la peau, a été per-
fectionnée après lui. Au bistouri on a d'abord préféré le
trocart, puis après la ponction faite avec ce nouvel instrument, on a ajouté l'application de ventouses destinées à
vider plus complétement l'abcès. Un nouveau progrès fut
ensuite réalisé par Jules Guérin, dont l'instrument composé d'un trocart pouvant s'adapter à une seringue aspiratrice, servit de modèle à la construction des appareils
aspirateurs si perfectionnés et journellement employés aujourd'hui de Dieulafoy et de Potain.

Or les résultats fournis par tous ces différents procédés de ponction donnent dans le traitement des abcès, et plus particulièrement dans celui des abcès froids, des résultats incontestablement avantageux. La répétition de ces ponctions souvent nécessaire ne provoque le plus souvent aucun accident, et l'on assiste à un retrait successif de la poche purulente jusqu'à la cicatrisation absolue. Des faits nombreux de guérison ainsi obtenue sont consignés dans le *Traité de la suppuration* de Chassaignac, et tous les mé decins contemporains ont été témoins de faits analogues. Or, de tels succès étant remportés dans le traitement des abcès ordinaires, n'est-on pas en droit d'admettre que la même méthode chirurgicale appliquée aux abcès pleuraux de l'enfant ne fournisse des résultats analogues? En effet, les différences qui existent entre les abcès phlegmoneux et les épanchements purulents de la plèvre sont bien minimes. Ces différences au point de vue anatomique et chirurgical ne consistent que dans le siége de la collection purulente et dans la nature et les rapports de ses parois. L'abcès phlegmoneux est une collection purulente développée dans une cavité accidentelle, à parois souples, pouvant être facilement maintenues en contact plus ou moins immédiat, ce qui favorise la résorption du pus et l'accolement cicatriciel de ces parois. L'épanchement purulent de la plèvre est au contraire développé dans une cavité naturelle dont les parois constituées, d'une part par la cage thoracique plus ou moins rigide, d'autre part, par le poumon doué d'une rétractilité considérable et gêné dans son expansion par les fausses membranes qui le recouvrent, sont moins facilement ramenées et maintenues en contact, de sorte que cette cavité étant moins facilement effacée aura presque fatalement plus de tendance à se remplir.

Tel est du moins ce qui s'observe chez l'adulte et chez le vieillard. Mais chez l'enfant, la cage thoracique incomplétement ossifiée, remarquable surtout par l'étendue des cartilages costaux, se trouve douée d'une souplesse, d'une flexibilité qui lui permet, aussitôt après l'évacuation du liquide purulent contenu dans la plèvre, de s'affaisser, de céder à la pression atmosphérique, de se rapprocher en un mot du poumon. Cette souplesse n'est niée par personne; c'est elle qui explique la rareté des fractures de côtes dans le jeune âge, c'est elle que Chassaignac invoquait dans son discours à l'Académie sur le drainage, pour expliquer la fréquence des succès dus à l'opération de l'empyème chez l'enfant. « Flexibilité des arcs costaux et de tous les autres éléments qui entrent dans la composition des parois thoraciques chez l'enfant, roideur chez l'adulte, rigidité plus grande encore chez le vieillard », telles étaient, selon Chassaignac, les causes favorables à la guérison de la pleurésie purulente dans l'enfance. Le même chirurgien disait encore : « La souplesse et l'extrême flexibilité des parois de la poitrine chez l'enfant ramènent jusqu'à un certain point les conditions d'un abcès pleural à celles d'un abcès phlegmoneux. » Eh bien, ce que Chassaignac disait au sujet de l'empyème, nous semble tout aussi exact lorsqu'il s'agit des guérisons à la suite de la thoracentèse.

Quant au rôle du poumon dans cette guérison, quel est-il ? Chez tout sujet atteint de pleurésie purulente, le tissu pulmonaire subit des modifications qui nuisent à son expansion ultérieure. La tension intra-pleurale refoule les organes pulmonaires, une atélectasie plus ou moins considérable se produit ; dans quelques cas même, ainsi que l'a signalé M. Brouardel en 1872, le poumon comprimé peut devenir le siége d'une inflammation interstitielle due à l'extension de l'inflammation pleurale au tissu pulmonaire lui-même ; cette lésion rend alors les lobules pulmonaires incapables de reprendre leur volume normal par l'insufflation. De plus, les fausses membranes qui recouvrent le feuillet viscéral de la plèvre s'opposent dans une grande part, et d'après leur épaisseur et leur ancienneté au développement du poumon.

Toutes ces lésions peuvent assurément exister aussi bien chez l'enfant que chez l'adulte ; mais soit que chez le premier les lobules pulmonaires aplatis jouissent d'une élasticité plus grande que chez le second, soit que les fausses membranes soient moins denses, plus friables chez l'un que chez l'autre, il n'en est pas moins vrai que chez l'enfant le poumon se modifie favorablement, et revient à l'état quasi normal (restitutio ad integrum) plus fréquemment que chez l'adulte. Les auteurs s'accordent à reconnaître cette particularité. Trousseau insistait sur ces conditions anatomiques favorables au traitement de la pleurésie purulente dans l'enfance. MM. Gosselin et Roger les rappelèrent aussi dans la discussion académique de 1872. Le docteur Jougla, dans sa thèse (1873) signale le même fait ; dans le *Traité classique*, de Rilliet et Barthez, nous trouvons cette phrase : « Le poumon chez l'enfant n'est presque jamais enveloppé de fausses membranes cartilagineuses qui empêchent sa dilatation. Cette dilation s'opère avec une grande facilité et une grande rapidité. »

Les observations que nous publions dans notre travail sont également en faveur de cette opinion, et la guérison si rapide observée chez plusieurs de nos malades, la constatation d'une respiration normale ample, pure, aussitôt après la ponction, nous autorisent à dire que chez l'enfant le poumon récupère son expansion totale avec une grande facilité. Donc, si l'on considère d'une part la grande élasticité et la souplesse de la paroi thoracique, de l'autre l'ex-

pansibilité extrême du poumon, on voit que les deux parois
principales de l'abcès pleural tendent à se rapprocher l'une
de l'autre aussitôt après l'évacuation du pus, elles se met-
tent en contact et ainsi se trouve facilitée la formation des
adhérences qui doivent les relier entre elles et déterminer
la guérison. Quant à la petite quantité de pus restant iné-
vitablement dans la cavité pleurale après l'aspiration (ne
serait-elle constituée que par la couche de pus recouvrant
la surface de la plèvre), les faits de guérison suffisent à
prouver qu'elle disparaît par résorption. Sans doute la
partie liquide s'absorbe seule d'abord, puis les éléments
globulaires après avoir persisté pendant quelque temps
finissent par éprouver à leur tour une décomposition mo-
léculaire, une métamorphose granulo-graisseuse qui en favorise l'absorption.

Nous n'avons parlé jusqu'ici que du rôle joué par les
poumons et la paroi thoracique dans la guérison des épanchements purulents de la plèvre après la thoracentèse, le
déplacement, ou plutôt le retour à leur situation normale
d'autres organes, contribue cependant, quoique dans une
moindre mesure, à cette heureuse terminaison. Ce sont :
1° le *poumon sain*, qui acquiert après l'issue du pus un développement supplémentaire important et qui, déterminant
dans une certaine limite le refoulement du médiastin tout
entier du côté malade, diminue d'autant la loge pulmonaire du côté opposé.

2° Le *diaphragme* qui, aplati par l'épanchement, tend
après son évacuation à bomber plus ou moins fortement
vers la cavité thoracique.

Des considérations précédentes on peut conclure que la
possibilité démontrée du rapprochement des parois de l'abcès pleural permet d'assimiler cette collection purulente
à un simple abcès phlegmoneux. Ce rapprochement des pa-

rois étant presque aussi facile dans les deux cas, après l'évacuation du pus, le mécanisme de la guérison définitive est le même. Dans l'abcès ponctionné, comme dans la pleurésie purulente ponctionnée le pus resté dans la cavité suppurante est résorbé. Les surfaces en contact bourgeonnent, des adhérences s'établissent entre elles, la cicatrisation qui n'est autre que la guérison, est ainsi effectuée. Ces analogies sont évidentes et permettent de comprendre comment la thoracentèse peut guérir un épanchement purulent de la plèvre.

Enfin, en présence du nombre considérable de jeunes sujets guéris si simplement, on ne peut s'empêcher d'admettre que le développement, le travail d'évolution de l'enfant met tous ses organes dans un état de suractivité vitale favorable à toute guérison. De plus, son organisme, non encore détérioré par les fatigues et les excès, le met mieux à même de résister aux maladies que l'adulte trop souvent en proie à une misère physiologique extrême, et mieux encore que le vieillard, dont toutes les forces s'affaiblissent et dont toutes les facultés décroissent.

<hr>

CHAPITRE II

Les observations rapportées dans notre chapitre Ier etablissent suffisamment la valeur *curative* de la thoracentèse comme méthode opératoire applicable à la pleurésie purulente de l'enfant. Mais cette méthode, on le sait, comprend un nombre considérable de procédés, et nous devons indiquer quel est celui auquel nous donnons la préférence.

I. *Choix d'un procédé opératoire.*

Nous n'avons ni l'intention ni le désir de passer successivement en revue les divers procédés de la thoracentèse. On sait en effet que cette opération a subi de nombreux perfectionnements, qu'on lui a adjoint l'usage d'injections intra-pleurales modificatrices, de tubes à drainage destinés à faire ces lavages (siphon de Potain), ou à rendre continu l'écoulement du pus tout en s'opposant à l'entrée de l'air dans la plèvre (appareil de Playfair). Nous laisserons de côté toutes ces modifications, pour ne nous occuper que des procédés les plus simples, ceux qui consistent à évacuer purement et simplement le liquide purulent contenu dans la plèvre. Ceux-ci peuvent se diviser en deux classes : 1° ceux à l'aide desquels la thoracentèse se fait sans aspiration ; 2° ceux, au contraire, dans lesquels la ponction est favorisée par la succion, par l'aspiration.

A. *Ponction non aspiratrice.* Au temps d'Hippocrate, la ponction de la poitrine était faite à l'aide du bistouri. Cette opération, qui d'ailleurs n'était autre que l'empyème proprement dit, permettait fatalement à l'air extérieur de pénétrer dans la poitrine, soit au moment même où elle était pratiquée, soit par suite de l'établissement consécutif d'une fistule pleuro-cutanée ; aussi doit-elle être rejetée comme procédé de thoracentèse, et nous ne l'aurions même pas mentionnée si elle ne constituait le premier pas fait dans le traitement chirurgical de la pleurésie.

En 1694, Vincent Drouin remplaça le bistouri par l'instrument auquel on donne aujourd'hui le nom de *trocart;* ce procédé, tout en constituant un progrès réel, ne devait donner de résultats favorables que le jour où Dupuytren, fixant à l'extrémité de la canule introduite dans la plèvre une substance souple et flexible (vessie de quelques animaux domestiques, baudruche), permettait au liquide de s'écouler en même temps qu'il s'opposait à l'entrée de l'air dans la poitrine. Ainsi fut créé le procédé appelé injustement *procédé de Reybard* (trocart muni de baudruche), préconisé par Trousseau, et le seul en usage jusqu'à la découverte des appareils aspirateurs.

Ce procédé, dont nous croyons inutile de faire la description, nous paraît devoir être abandonné chez l'enfant pour plusieurs raisons : la première est que l'étroitesse des espaces intercostaux de l'enfant empêche dans bien des cas l'introduction dans le plèvre d'un trocart ordinaire et que l'on risque, avec celui-ci, de blesser une côte ou de perforer un cartilage costal ; la seconde, c'est qu'une ponction faite avec un trocart ordinaire a bien des chances d'être suivie de fistule pleuro-cutanée ; les exemples de cet accident consécutif à la thoracentèse faite avec un gros trocart sont fréquents dans la science, et cela non-seulement chez l'enfant, mais aussi chez l'adulte.

Quant à la ponction faite par le même procédé en remplaçant seulement le trocart ordinaire par un trocart de moindre calibre (Blachez), elle est le plus souvent insuffisante ; si peu que le pus contenu dans la plèvre soit épais ou grumeleux, la canule du trocart s'obstrue et l'écoulement du liquide ne s'effectue plus.

Pour toutes ces raisons, la thoracenthèse, sans aspiration, ne doit pas être employée comme moyen d'intervention dans la pleurésie des enfants.

B. *Ponction avec aspiration.* — Les inconvénients et les dangers liés aux procédés précédents finirent par provoquer l'ingéniosité des chirurgiens et des médecins. Du grand mouvement qui anima la science sur ce sujet vers le milieu de ce siècle, on vit éclore l'*aspiration thoracique* qui, grâce aux perfectionnements réalisés dans la construction des appareils, est devenue entre les mains des médecins une méthode absolument classique.

C'est à M. J. Guérin que l'on doit le premier appareil destiné à retirer de la plèvre par l'aspiration les liquides qui peuvent s'y épancher.

Son appareil est composé d'un trocart à lame aplatie, muni d'un robinet qui arrête l'entrée de l'air ; à la canule de ce trocart s'adapte une seringue ingénieusement construite qui, par un système combiné de robinets, permet d'aspirer le pus et de le rejeter au dehors sans changer l'instrument de place et sans interrompre l'opération. Les ponctions avec ce trocart sont faites à la base d'un pli cutané et avec toutes les précautions prises d'habitude pour empêcher l'entrée de l'air.

Cet instrument peut, il est vrai, rendre de grands services, mais son volume considérable et son prix trop élevé en ont fait abandonner l'usage.

Il ne nous reste donc plus à choisir qu'entre l'appareil du docteur Dieulafoy, et celui plus récent encore du professeur Potain. Ces deux appareils, que l'on peut considérer comme la modification en miniature de l'instrument de M. J. Guérin, constituent le plus grand progrès réalisé dans le traitement de la pleurésie purulente. Grâce à eux l'évacuation du pus hors de la plèvre peut être répétée aussi souvent qu'il est utile, sans que l'on ait à craindre la pénétration de l'air dans la cavité thoracique, la complication d'un érysipèle, la production de trajets fistuleux. Cette évacuation se faisant avec une certaine lenteur grâce à la petitesse des canules, l'expansion du poumon ne peut se faire que progressivement, la tension intra-pleurale ne diminue que peu à peu. Ces appareils ont encore d'autres avantages qui pour le praticien ne sont point d'une minime importance ; ces avantages sont : le peu de crainte qu'inspire au malade et à sa famille la pipûre d'un trocart de petit calibre, le peu de douleur produit par l'instrument, l'absence de toute cicatrice après la ponction, la facilité avec laquelle tout médecin peut pratiquer cette opération.

Telles sont les raisons multiples du succès obtenu par les appareils de Dieulafoy et de Potain. Est-ce à dire que l'on puisse se servir indifféremment de l'un ou de l'autre ; que leur valeur soit égale ? Tel n'est point notre avis, et nous dirons de suite que c'est à l'appareil de Potain que nous donnons la préférence. Voici pourquoi :

1° On sait qu'avec l'appareil Dieulafoy, la ponction est faite avec une aiguille creuse et acérée qui sert à la fois et à la ponction et à l'écoulement du liquide contenu dans la plèvre. Or pendant que s'effectue la sortie du pus, le poùmon tend à se dilater et fatalement il arrive un moment où sa surface vient heurter l'extrémité acérée de cette aiguille, et l'on peut ainsi piquer les organes intra-thoraciques. Nous savons, il est vrai, que cette piqûre est innocente dans la plupart des cas. Dans la *Gazette des hôpitaux* (Avril 1870), on trouve en effet, signalés par M. le Dr Dieulafoy, plusieurs faits de piqûre du poumon sans qu'il en soit résulté aucun accident grave ; des faits analogues ont été signalés par Lieberman (*Gazette des hôpitaux* 1872), par M. Bouchut, et par beaucoup d'autres médecins. Certes, de tels témoignages peuvent convaincre de l'innocuité relative de cet accident, mais non pas de l'innocuité totale. L'*impossibilité* d'une complication aussi redoutable qu'une perforation pulmonaire ne nous est pas tellement démontrée que l'on puisse s'exposer de gaieté de cœur à labourer la surface du poumon et à le piquer avec une aiguille. Cette seule considération nous ferait préférer l'appareil de Potain, à l'aide duquel la ponction est faite par un trocart muni d'une canule à extrémité émoussée, qui restant seule dans la plèvre pendant l'évacuation du liquide peut impunément frôler la surface du poumon sans que l'on ait à craindre le moindre accident. De plus, la canule de Potain est munie d'un tube latéral par lequel se fait l'aspiration et qui permet de déboucher la canule, pendant la durée même de l'opération et sans aucune crainte de faire pénétrer l'air dans la poitrine. De plus encore, la réduction à peu près exacte de la canule à la longueur exigée par l'épaisseur des parois de la poitrine diminue d'autant la résistance que le liquide éprouve à le traverser. Enfin, dans ce même appareil, le flacon récepteur dans lequel le vide est fait préalablement au moyen d'une pompe à ventouse peut être choisi assez grand pour contenir tout le liquide contenu dans la plèvre, de sorte que si le vide y est fait suffisamment, l'épanchement pleural s'y précipitera tout entier sans que l'on soit obligé de vider le flacon, d'y faire le vide à nouveau et de recommencer l'aspiration. L'opération est ainsi abrégée et simplifiée, tandis qu'avec l'appareil de Dieulafoy, même lorsque l'on se sert du plus gros modèle de corps de pompe, on est obligé d'interrompre plusieurs fois l'écoulement du pus pour vider le corps de pompe et y refaire le vide. Cette manœuvre est quelquefois fatigante, et le jeu compliqué des robinets adaptés au corps de pompe nécessite une attention continue.

Un dernier argument, qui n'est pas sans valeur, est encore le prix moins élevé de l'appareil de Potain.

En résumé, c'est à lui que nous donnerons la préférence toutes les fois qu'il s'agira de faire la paracentèse de la plèvre pour un épanchement séreux ou purulent, plus ou moins abondant.

II. *De quelques particularités de la thoracentèse aspiratrice.*

Décrire le manuel opératoire de la thoracentèse aspiratrice faite avec l'appareil de Potain nous semble au moins inutile. Cette description ne pourrait être qu'une répétition facile de ce qui est écrit ailleurs, ce qu'un travail du genre de celui-ci ne peut motiver.

La ponction chez l'enfant se fait d'après les mêmes règles que chez l'adulte ; la plupart des auteurs, MM. Roger, Bouchut et d'autres encore, conseillent seulement de ponctionner le thorax un peu plus haut chez l'enfant que chez l'adulte, à cause du volume plus considérable du ventre à cet âge et de l'élévation plus grande du diaphragme que l'on risquerait de blesser par une ponction faite trop bas. C'est dans le cinquième espace intercostal et même dans le quatrième du côté droit, que la thoracentèse doit être pratiquée. C'est généralement le milieu de l'espace intercostal qu'il faut choisir, mais lorsque plusieurs ponctions successives seront nécessaires, on pourra, sans grand risque, après avoir ponctionné une première fois au niveau de la partie moyenne de l'espace, ponctionner les fois suivantes dans des points plus rapprochés, soit du sternum, soit de l'omoplate. D'ailleurs, dans la pratique on devra souvent tenir compte du *lieu de nécessité,* qui n'est soumis à aucune règle, et qui s'impose presque toujours à l'opérateur.

Dans toute cette étude, nous avons omis à dessein de parler de la thoracentèse aspiratrice *capillaire,* pour ne parler que de la ponction aspiratrice *sans épithète.* C'est qu'en effet, lorsqu'il s'agit de pleurésie purulente, le trocart vraiment capillaire ne nous semble pas utilisable dans tous les cas. Si peu que le pus intra-pleural soit épais, grumeleux ou mêlé de débris de fausses membranes, la canule du trocart le plus fin ne pourra, même avec l'aide du vide pneumatique, laisser passer le liquide ; on sera alors forcé de répéter la ponction avec un trocart de calibre un peu supérieur et même de calibre moyen. Il est donc impossible, on le conçoit, de préciser les dimensions du trocart qui devra être employé. Il n'y a sur ce point aucune règle fixe, et nous ne pouvons formuler d'autre conseil que celui-ci : pratiquer la thoracentèse aspiratrice avec un trocart dont la canule aura un calibre *juste suffisant* pour permettre l'écoulement du liquide purulent. Plus le trocart sera petit, plus la plaie faite aux tissus sera insignifiante, et par suite moins on risquera de voir se former une fistule pleuro-cutanée consécutive.

Il nous reste à répondre à une dernière question : Doit-on évacuer en totalité le liquide purulent contenu dans la plévre ? Sur ce point nous partageons l'opinion admise par la majorité des praticiens, opinion contraire à celle de Sédillot. Oui, il faut, dans tous les cas, évacuer la plus grande quantité de pus contenu dans la plèvre, la totalité, même si cela est possible. Les faits de guérison définitive constatée à la suite d'une ponction unique mais totale, dont nous rapportons sept exemples, suffiraient à nous convaincre de la nécessité de cette évacuation complète.

III. *Indications et contre-indications de la thoracentèse aspiratrice.*

Après avoir cherché à établir la valeur *curative* de la thoracentèse dans le traitement des épanchements purulents de la plèvre chez l'enfant, après avoir exposé les raisons qui nous font préférer l'aspiration avec l'appareil de Potain à tous les autres procédés de la même méthode, il nous reste à étudier les indications et les contre-indications de cette intervention chirurgicale. Nous n'avons pas, en effet, l'illusion de croire que, même chez l'enfant, la thoracentèse soit applicable à tous les cas de pleurésie purulente et suffise à elle seule à guérir tous les malades indistinctement. Il est de cette opération comme de toutes les autres : nous croyons sa valeur réelle, iucon testable ; mais les surprises que la clinique réserve au médecin, les modifications qui peuvent survenir dans l'épanchement lui-même ou dans l'état général du malade les complications qui peuvent à toute heure se |développer ne nous permettent pas de conseiller la pratique de cette opération à l'exclusion radicale de toutes les autres.

A. *Indications.* — Pour toute opération, la première indication est l'exactitude du diagnostic porté sur la maladie qui la nécessite. Or, dans le diagnostic de la pleurésie purulente chez l'enfant, bien des difficultés peuvent se présenter et entraver la solution de cette question. Vouloir rappeler la symptomatologie et le diagnostic de la pleurésie purulente, serait certainement un hors-d'œuvre, nous renvoyons pour l'étude de ces questions aux ouvrages classiques qui sont entre les mains de tous, aux travaux de MM. Moutard-Martin, Damaschino, Bouchut, Verliac et d'autres encore.

Qu'il nous soit permis seulement de rappeler ici les quelques signes spéciaux notés dans la pleurésie purulente des enfants.

Ce sont, outre les signes ordinaires fournis par l'examen du thorax, par la palpation, la percussion et l'auscultion, 1° la production fréquente de *gargouillements* et de *bruits amphoriques* qui peuvent faire croire à l'existence de cavernes, et qui sont dus, d'après Rilliet et Barthez, aux petites dimensions du thorax facilitant la propagation des ondes sonores et à la solidification du tissu pulmonaire comprimé autour des gros troncs bronchiques. Notons toutefois que ce signe n'est point la preuve certaine de la purulence de l'épanchement, car Trousseau, M. le professeur G. Sée et M. Damaschino ont signalé ces deux mêmes bruits dans des pleurésies aiguës séreuses, et cela non-seulement chez les enfants, mais aussi chez les adultes ; 2° l'œdème de la paroi thoracique limité au côté affecté. Cet œdème observé quelquefois chez l'adulte paraît être à quelques auteurs beaucoup plus fréquent chez l'enfant. Dans sa thèse, Jougla signale cette particularité. Quoi qu'il en soit, ce signe, qui est d'une extrême valeur, n'a pas cependant une valeur absolue, car « on a pu le constater à la suite d'exsudats de la cavité pleurale sans leucocytes. »

(Damaschino).

Le simple exposé de ces faits nous prouve la difficulté réelle du diagnostic de la pleurésie purulente, si l'on ne tient compte que des signes locaux. Les phénomènes généraux, si graves dans le cas d'épanchement purulent, la connaissance étiologique de la maladie, son ancienneté, serviront assurément dans une plus large part au diagnostic.

Signalons maintenant un point nouveau de la question. Depuis l'application du thermomètre aux études cliniques, on a cherché et on a trouvé dans les tracés thermiques des indications importantes pour le diagnostic et le pronostic de la pleurésie purulente. C'est à M. Roger que l'on doit la connaissance des premiers résultats sérieux ainsi obtenus : « Si la température, écrit-il, était très-intense au début d'une pleurésie, et si, au lieu de baisser, elle se maintenait après un septenaire aux maxima 40° et 41°, on devrait en inférer la nature purulente du liquide. » Certes,

ainsi que le fait remarquer Jougla, ce chiffre élevé de 40°
et de 41° n'est point nécessaire, et le maintien de la température avec oscillations irrégulières entre 38°, 39° et 39°5,
suffit à faire soupçonner et quelquefois même à faire af-
firmer la purulence de l'épanchement.

C'est donc là une donnée sérieuse, une notion que l'on
ne doit pas laisser échapper. Mais si l'étude de la température peut servir au diagnostic de la pleurésie purulente,
elle peut, après une première opération, avoir une plus
grande utilité encore comme indication de l'heure à laquelle une nouvelle thoracentèse aspiratrice est nécessaire;
c'est ce que nous démontrerons tout à l'heure.

La précision du diagnostic a pour la pleurésie purulente
une importance capitale, car la plupart des auteurs sont
d'avis que l'on doit recourir à une intervention chirurgicale dès que l'existence du pus est reconnue. Nous admet-
tons d'autant plus volontiers cette loi, appliquée à l'enfant, que nous avons chez lui l'espoir parfaitement légitime
de voir guérir la pleurésie purulente par le fait d'une ponction unique. « Les épanchements purulents de la plèvre,
disent d'Espine et Picot, doivent être évacués dès que leur
présence est reconnue. Plus l'évacuation du pus est *pré-
coce* et *complète*, plus les chances de guérison sont grandes. »

A cette règle, nous ne voyons guère d'exception possible chez l'enfant. Fût-il tuberculeux, la ponction devant
le soulager en diminuant la gêne respiratoire, en favori-
sant l'hématose, devra être faite, et faite aussitôt la complication pleurétique purulente reconnue.

— Une première thoracentèse ayant été pratiquée, si le
liquide se reproduit, à quel moment devra-t-on recourir à
une nouvelle ponction? Sans doute, l'apparition des signes
locaux de l'épanchement, le retour de la gêne respiratoire,
de la fièvre avec ses accès rémittents et ses exacerbations

vespérales, une recrudescence dans le mauvais état général de l'enfant, seront dans bien des cas des signes suffisants à l'indication d'une nouvelle thoracentèse, mais quelquefois aussi, si l'on ne tient compte que d'eux seuls, l'hésitation sera permise.

Importance de la thermométrie clinique. — L'enfant étant incapable de rendre compte des sensations qu'il ressent, n'éprouvant parfois dans ses fonctions digestives, malgré la reproduction du liquide, que des modifications sans importance, le médecin, à moins d'une attention continue, d'un examen journalier, laissera croître la reproduction de l'épanchement; d'autres fois, et ce fait n'est pas rare chez l'enfant, « la plèvre étant tapissée de fausses membranes fort épaisses, les signes stéthoscopiques sont peu modifiés par l'évacuation du liquide. Sur quoi se basera-t-on pour juger l'opportunité d'une nouvelle ponction, alors que les symptômes d'auscultation restent les mêmes ? » (Moizard, *Journal de médecine et de chirurgie pratiques*, 1876.)

C'est la *marche de la température* qui, dans ces cas, sera du plus grand intérêt et servira de guide. Notre observation I, dans laquelle la température a été prise jour par jour, matin et soir, est une preuve indiscutable de la réalité de cette indication fournie par le thermomètre.

On y voit : 1° Après chaque ponction, un abaissement notable de degré thermique, se maintenant plus ou moins longtemps, suivant que le liquide se reproduit avec plus ou moins de facilité; 2° quand l'épanchement se reproduit, la température arrive le plus souvent par des ascensions successives au degré de 39°, 39°5, 40°. Cette ascension thermométrique ne pouvant être expliquée par aucune complication viscérale, par le développement d'aucune maladie intercurrente, a pu être considérée comme un signe certain de la reproduction du pus dans la plèvre, et la ponction répétée sept fois d'après cette seule indication n'a jamais été fruste.

Notre excellent maître, M. Cadet de Gassicourt, M. le docteur Bergeron, insistent avec raison au lit du malade sur l'importance de cette indication fournie par le thermomètre, et nous avons sous les yeux des tracés thermiques non interrompus de plusieurs de leurs malades, d'après lesquels chaque ascension thermique a été la cause déterminante d'une ponction dont l'utilité était absolument justifiée par l'issue d'une plus ou moins grande quantité de pus.

Dans la thèse de Jougla, nous trouvons déjà signalées toutes les particularités constatées chez notre malade.

Dans le *Journal de médecine et de chirurgie pratiques* (1876) (article n° 10,203), M. le docteur Moizard, ancien interne de M. Bergeron, dit que la marche de la température doit être considérée comme un guide fidèle dans l'indication des ponctions. « De nombreux tracés, dit-il, permettent d'avancer ce fait; la température baisse immédiatement et dans une proportion notable après l'évacuation du pus. C'est là du reste un fait généralement observé après l'évacuation de toutes les collections purulentes. Cet abaissement de température se maintient un temps variable après la ponction, la température du soir ne dépassant pas 38°, puis un nouveau mouvement ascensionnel apparaît; c'est alors qu'il faut agir. »

Tous ces témoignages s'accordant avec le fait qui nous est personnel, nous croyons qu'il est impossible aujourd'hui de nier la réalité et l'importance de cette indication fournie par la thermométrie clinique.

Dans une conversation avec M. le docteur Cadet de Gassicourt, une idée qui, si elle est vraie, pourrait avoir son importance dans le diagnostic et dans l'intervention de la

pleurésie purulente, a été émise devant nous par notre sa
vant maître : depuis que *la numération des globules du
sang* est entrée dans le domaine de la clinique, quelques
résultats importants ont été déjà tirés de cette étude. Entre
autres résultats acquis ainsi à la science, on sait qu'il
existe un rapport presque constant entre un excès de globules blancs dans le sang et la production d'une collection
purulente dans divers organes ou dans divers tissus. «Un
abcès se forme sans cause apparente, dit le docteur Bonne
dans son excellente thèse (1875), on trouve, et quelquefois avant que la collection soit constatée, un nombre exa-
géré de leucocytes, cela tant que l'abcès n'est pas ouvert ;
le pus vient-il à s'écouler, il y a de suite une diminution
notable, quelquefois une disparition complète d'éléments
blancs. »

En présence de ces faits, n'est-on pas en droit de se de-
mander si la numération des globules blancs, faite régulièrement, chez un malade atteint de pleurésie purulente,
ne pourrait pas dans une certaine mesure servir au diagnostic en même temps qu'elle pourrait indiquer l'heure
de l'intervention?

C'est là une hypothèse, parfaitement légitime, et qui
mérite vérification. Nous ne faisons que poser la question,
sans pouvoir la résoudre.

Enfin, nous terminerons ce paragraphe, en donnant le
conseil de pratiquer une ponction capillaire exploratrice,
dans les cas où, ayant eu recours à l'examen le plus minutieux du malade, à l'étude de la thermométrie clinique,
le doute subsistera dans l'esprit du médecin sur l'existence
du pus dans la plèvre. Cette ponction exploratrice ayant fait
disparaître toute hésitation, l'aspiration du liquide devra
être pratiquée, et on devra la renouveler autant de fois que
le pus se reproduira, jusqu'à ce qu'une des contre-indica-

tions que nous allons signaler maintenant fasse rejeter la thoracentèse.

B. *Contre-indications.* — Nous avons jusqu'ici omis de parler des qualités différentes que le pus contenu dans la plèvre pouvait présenter, nous avons également évité de signaler quelques particularités pouvant constituer des contre-indications soit primitives, soit secondaires de la thoracentèse. Ce sont ces points que nous voulons étudier maintenant.

Quant à la qualité du pus, nous avons supposé que l'épanchement purulent auquel nous avions affaire était crémeux, presque inodore, non mélangé de gaz, que le pus présentait en un mot tous les caractères d'un pus de bonne nature, ceux des abcès phlegmoneux simples. C'est qu'en effet ce sont là les apparences sous lesquelles un épanchement purulent récent, non encore traité, se présente d'ordinaire.

C'est pour ces cas simples, vulgaires, que nous préconisons la thoracentèse aspiratrice à titre de méthode opératoire curative, c'est pour eux que nous déconseillons toute autre intervention chirurgicale. Selon nous, tant que le pus intra-pleural ne sera pas fétide, ne sera pas mélangé de gaz dus à une décomposition putride ou venus du dehors, la thoracentèse seule doit être pratiquée et répétée autant de fois que l'épanchement se reproduira avec les mêmes caractères. Les circonstances contraires nous feront renoncer dès leur apparition à cette opération si simple, dont l'insuffisance n'est alors plus discutable.

La *transformation putride* de l'épanchement purulent de la plèvre peut avoir de trop graves conséquences pour que dans tous les cas où elle se produit on ne cherche énergiquement à la combattre. La putréfaction des substances épanchées dans la cavité pleurale irrite cette membrane,

provoque une suppuration abondante qui devient rapidement fétide à son tour ; la secrétion et l'altération successives de ces liquides constituent une cause d'épuisement
rapide : l'hecticité apparaît, les fonctions digestives de
l'enfant s'altèrent, les vomissements, la diarrhée survien-
nent, et la mort ne tarderait pas à détruire de si frêles
existences si un traitement chirurgical actif ne venait faire
disparaître la cause de ce dépérissement et de ces terribles
accidents septicémiques

Dans ces cas, la simple évacuation du pus par la thoracentèse non-seulement serait inutile, mais elle serait dan-
gereuse ; la pratique d'une telle opération ne pourrait faire
espérer la non-reproduction du pus et l'établissement
d'adhérences curatives entre les deux feuillets de la plèvre.

C'est alors qu'il faudra recourir : 1° soit à des *injections
médicamenteuses* destinées, les unes, à modifier les surfaces
suppurantes (iode, iodure de potassium, sublimé corrosif
à petite dose (Wells), nitrate d'argent, etc.), les autres devant agir comme antiputrides (chlorure de chaux et de
soude, liqueur de Labarraque, acide phénique, eau de
goudron, permanganate de potasse, chloral, et tous les dés-
infectants dont la chimie a récemment enrichi la matière
medicale); 2° soit à l'*empyème* proprement dit ou *pleurotomie*
(Peyrot), qui chez l'enfant a donné de tout temps de meil-
leurs résultats que chez l'adulte, et qui, avec l'aide de
soins minutieux et constants (lavages répétés de la plèvre
avec un liquide antiseptique, nourriture azotée, prépara-
tions toniques), permettra de *lutter plus avantageusement
que tout autre procédé* contre l'infection putride à laquelle
les malades succombent le plus souvent ; 3° soit *au drainage*. Toutefois le drainage de la plèvre, tel que l'a préconisé Chassaignac, ne peut guère être, à notre avis, con-
seillé chez l'enfant, vu l'étroitesse des espaces intercostaux

dans le bas âge. Cette particularité empêcherait d'employer un drain assez volumineux pour donner libre issue aux débris contenus dans la plèvre et les lavages ne pourraient être qu'insuffisants.

La fétidité du pus contenu dans la plèvre, tout en étant la cause principale de l'interdiction de la thoracentèse, n'est cependant pas la seule contre-indication à cette opération.

Alors même que le pus retiré de la plèvre n'a aucune fétidité, si l'on voit, après la ponction, la température du malade ne point s'abaisser, l'enfant rester languissant, ne pas recouvrer son appétit, et demeurer sous le joug d'un état hectique imputable à la seule présence du pus dans la plèvre, il sera urgent de recourir de bonne heure à une opération, et surtout à l'empyème.

M. le docteur Moizard nous a communiqué un fait de ce genre observé par lui dans le service de M. le docteur Bergeron : chez un enfant entré à l'hôpital avec une anasarque généralisée et une pleurésie purulente droite, suites de scarlatine, quinze ponctions successives d'abord faites donnèrent toutes écoulement à un pus sans odeur ; mais à la suite de la quinzième ponction la température ne s'étant pas abaissée, l'enfant languissant, ayant un peu de diarrhée, une anorexie complète, on se décida à pratiquer l'empyème le 20 mai 1876. A partir de ce jour l'enfant alla mieux, il engraissa rapidement, la fistule thoracique fournit chaque jour un écoulement de pus de moins en moins abondant, et cinq mois après l'opération l'enfant était complétement guéri, sans persistance de la fistule thoracique.

Il peut arriver encore que le malade étant amené près du médecin après un temps trop long, le pus contenu dans la plèvre se soit porté vers la paroi thoracique, ait perforé la plèvre costale, se soit répandu dans le tissu cellulaire sous-cutané et soit venu former au dehors une tumeur fluctuante, un véritable abcès communiquant avec la plèvre. Au début même de cette année, nous avons pu voir un cas de ce genre dans le service de M. le docteur Cadet de Gassicourt, à Sainte-Eugénie. Dans cette circonstance, l'ouverture de l'abcès doit être faite largement à l'aide du bistouri, et l'ouverture spontanée de la plèvre doit être agrandie séance tenante, parce que l'on serait infailliblement obligé de recourir plus tard à cet élargissement ou de faire des contre-ouvertures à la paroi thoracique dans un point plus ou moins éloigné de l'ouverture primitive. La thoracentèse, dans un cas semblable, n'aurait aucune raison d'être employée, car la plèvre pariétale étant perforée et détruite dans une étendue variable, il s'établira tôt ou tard une fistule pleuro-cutanée plus ou moins persistante. Mieux vaut donc recourir de suite à la large ouverture de la paroi thoracique.

Enfin il peut arriver, fait rare il est vrai chez l'enfant, que, après l'évacuation du pus, le poumon ayant perdu son expansibilité, étant enveloppé de fausses membranes résistantes, ne puisse se dilater pour se mettre en contact avec les parois de la poitrine. Lorsque l'on sera convaincu de cette absence de dilatation pulmonaire par l'examen physique de la poitrine, par les résultats de l'auscultation, on devra, croyons-nous, renoncer de suite à la thoracentèse et pratiquer l'opération de l'empyème.

Telles sont les contre-indications que nous voulions signaler et qui, le plus souvent, devront faire rejeter la thoracentèse comme méthode curative de la pleurésie purulente des enfants. Il en existe d'autres sans aucun doute, mais celles-ci suffiront à guider le praticien dans la conduite à tenir en présence d'une collection purulente de la plèvre chez un enfant.

Une dernière question. L'existence d'une vomique constitue-t-elle une contre-indication à l'évacuation du pus par la thoracentèse? Nous partageons entièrement l'opinion de M. Roger sur ce sujet : « Si l'évacuation du pus s'opère d'une manière abondante et régulière par les bronches, et que les phénomènes locaux et généraux de la pleurésie purulente s'atténuent, on doit s'abstenir de toute intervention chirurgicale; dans le cas contraire, la fistule bronchique ne suffisant pas à tarir le foyer purulent, on doit faire la paracentèse. »

A. Parent, imprimeur de la Faculté de médecine, rue Monsieur-le-Prince, 31
à Paris.

www.ingramcontent.com/pod-product-compliance
Ingram Content Group UK Ltd.
Pitfield, Milton Keynes, MK11 3LW, UK
UKHW020024080726
13614UKWH00004B/1546